JN081907

国内最大級の食事管理アプリ
『あすけん』公式

結局、これを
食べるが勝ち

あすけん管理栄養士
道江美貴子

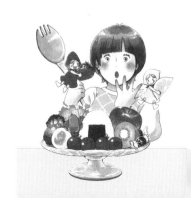

朝、昼、晩……
何を食べる?

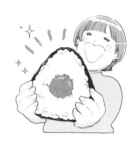

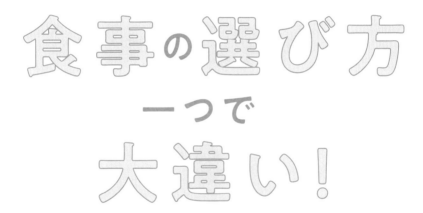

食事の選び方
一つで
大違い!

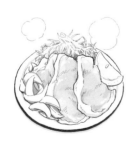

食事において大切なのは「何を」食べるかのみにあらず。「いつ」食べるかもとても重要! 簡単なポイントを押さえるだけで、あなたの健康と美容にいい効果がいっぱいです。

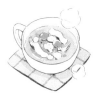

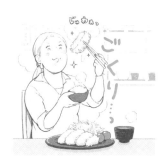

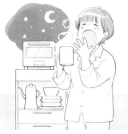

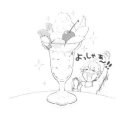

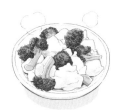

AI食事管理アプリ『あすけん』って?

累計800万人以上が利用する、ダイエットや健康管理に必要な食事記録・カロリー計算・体重管理・運動記録などがまとめてできる無料アプリ。食事写真や商品バーコードを"撮るだけ"で簡単にカロリー計算ができ、AI栄養士からあなただけの食事アドバイスが毎日届くので、日々の栄養バランスの改善に役立ちます。

◆本文で紹介している【あすけんDATA】について
「あすけん」に登録された45億件を超える食事記録データをもとに、食品ごとに登録件数を集計しランキングを作成。ダイエットや健康管理に取り組む「あすけん」ユーザーの皆さまが日常的に食べている食品群を紹介しています。

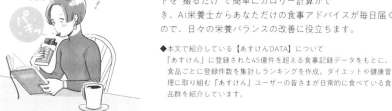

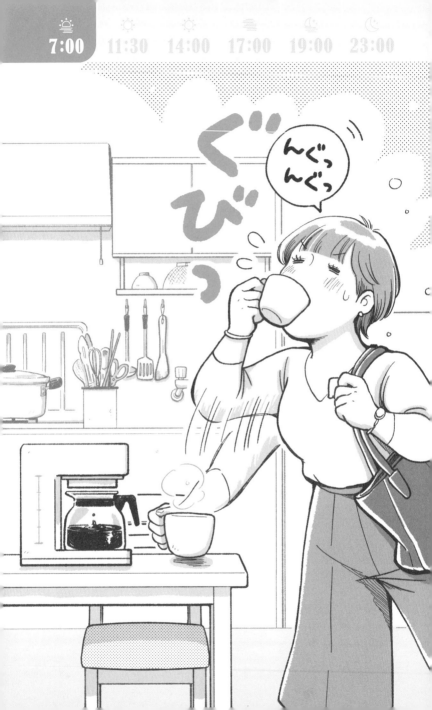

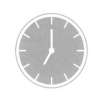

どんなに忙しい朝でも、せめてコーヒーを一杯

↳ 〔体内時計のリセット。起きて1時間以内に朝食を〕

**朝食抜きは
デメリットだらけ**

朝食には体内時計（P74参照）をリセットする役割があり、欠食すると生体リズムの乱れを引き起こし、肥満や高血圧のリスクを高めたり、ストレスを抱えやすくなったりするということがわかっています。さらに、朝食を抜くと、脳はエネルギー不足になり、集中力の低下やイライラを引き起こす原因にもなります。起きて1時間以内に朝食を摂ることで体内時計がリセットされやすいので、時間がなくともせめてコーヒー1杯だけでも欠かさずに飲みましょう！

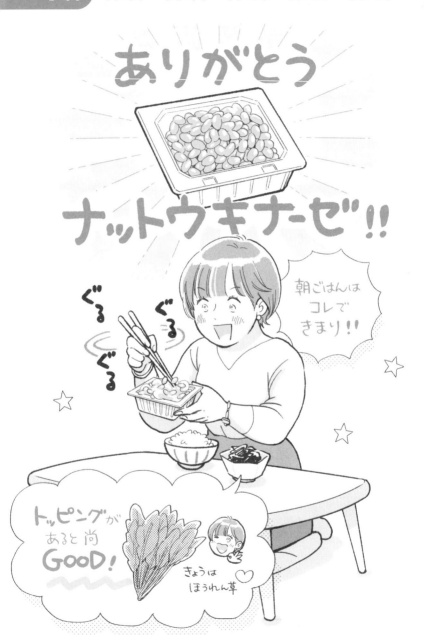

朝ごはんの最適解は、納豆ごはん

→〔炭水化物＋たんぱく質で体内時計のリセットをスムーズに〕

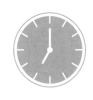

朝のたんぱく質は夜の安眠を助ける

　食は体内時計と関係が深く、何をどのタイミングで食べるかも重要です。

　朝食では、体内時計の調整に必要な「炭水化物＋たんぱく質」を摂ることがポイント。

　主食だけになりがちな朝食ですが、ごはん＋納豆や鮭フレーク、生卵、トースト＋チーズやハムなど、炭水化物とたんぱく質を上手に組み合わせて。

　朝のたんぱく質は、高血圧予防や幸せホルモンのセロトニン、安眠を促すホルモンのメラトニンの生成にも有効です（P37参照）。

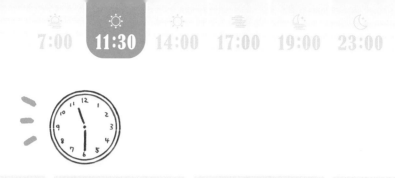

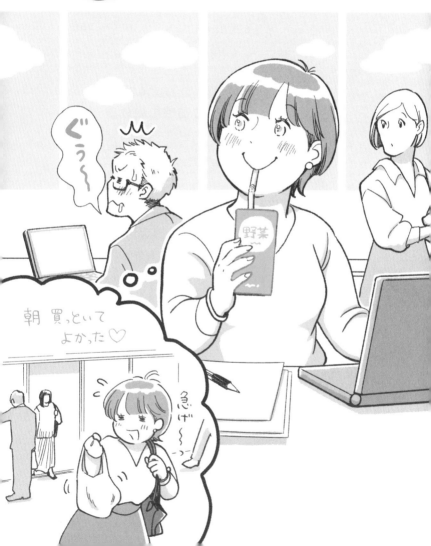

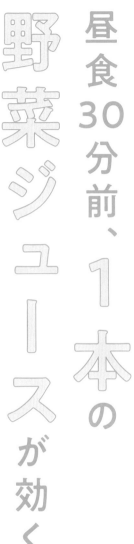

昼食30分前、1本の野菜ジュースが効く

（セカンドミール効果を味方につけて肥満予防！）

**朝の食物繊維が
昼食の血糖値を抑える**

　朝食で食物繊維が多い低GIの食事をすると、昼食後の血糖値が上がりにくくなることがわかっています。

　これは、その日1回目の食事が、2回目の食事後の血糖値に影響を与える「セカンドミール効果」（P28参照）を利用した食事法です。

　朝食を抜いても、昼食の30分前に食物繊維が含まれる野菜ジュースや低GIの間食を摂ることで、昼食後の血糖値を抑える効果が期待できます。ぜひ活用してみましょう。

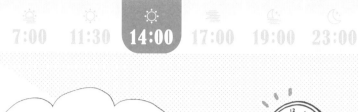

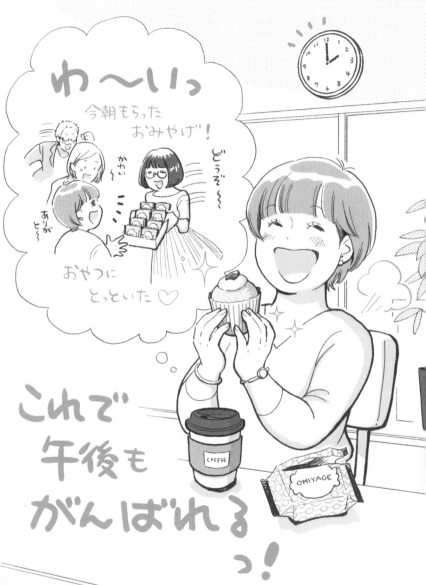

おやつのベストタイミングは「14時」

↓
〔脂肪の合成を促すBMAL1遺伝子が少ない時間を狙う〕

**間食は食後よりも
食事の間が狙い目**

　14〜15時は、1日のうちで一番食べても脂肪になりにくい時間帯といわれています。これは脂肪の合成を促す時計遺伝子、BMAL1（ビーマルワン［P32参照］）の働きがもっとも少なくなるため。

　午前中は夜よりも代謝が高く、エネルギーが消費されやすいので、10〜15時の間であれば脂肪を溜め込みにくいと考えてOKです。

　さらに朝食と昼食、昼食と夕食の間におやつを食べると、次の食事でドカ食いや早食いを防止する効果も。

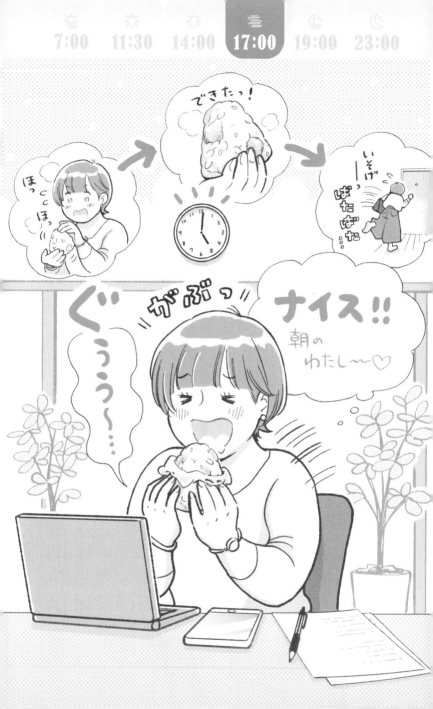

賢い間食。
おにぎりで夕食を先取り

← 〔空腹を防いで血糖値の変動をゆるやかに〕

夕食が遅くなる日は
主食を先取り

　夕食が21時を過ぎるなど遅い日は、18時頃に間食でおにぎりを1個食べ、後でおかずを食べるようにすると太りにくくなります。食事の間隔が空きすぎると、次の食事で血糖値が急激に上下してしまう血糖値スパイク（P28参照）が起こりやすく、脂肪を溜め込みやすくなります。夕食の主食を軽く先取りして、空腹になりすぎないように調整しましょう。

　先取りの際は、食物繊維も一緒に摂るとセカンドミール効果を期待できます。

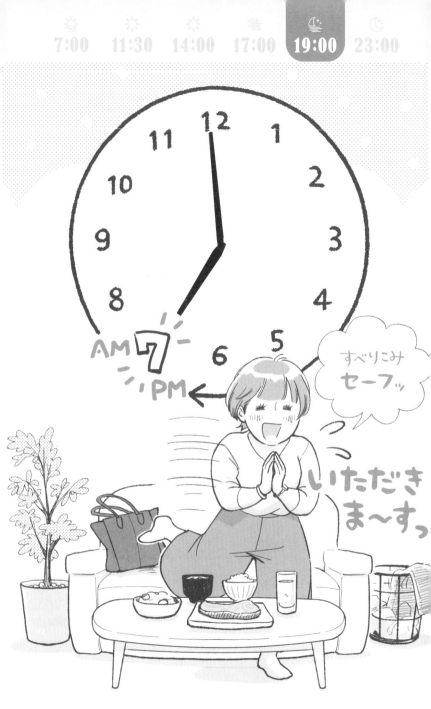

夕食のタイムリミットは朝食から「12時間以内」

睡眠の質を高めて、成長ホルモンを増やそう

成長ホルモンの増加が健康のカギ！

夕食は朝食から12時間以内、寝る2〜3時間前までに食べるのがおすすめです。寝る直前に食事をすると、消化のために臓器が動いている中で眠るため、睡眠の質が下がってしまいます。代謝や老化、細胞活性を司る成長ホルモンは、深い眠りの時に分泌されます。そのため日々の安眠は若さ、健康維持につながるのです。食事の時間を制限するのは肥満予防にも効果的。とくに、BMAL1が活性化する22時以降の夕食は避けたいところです。

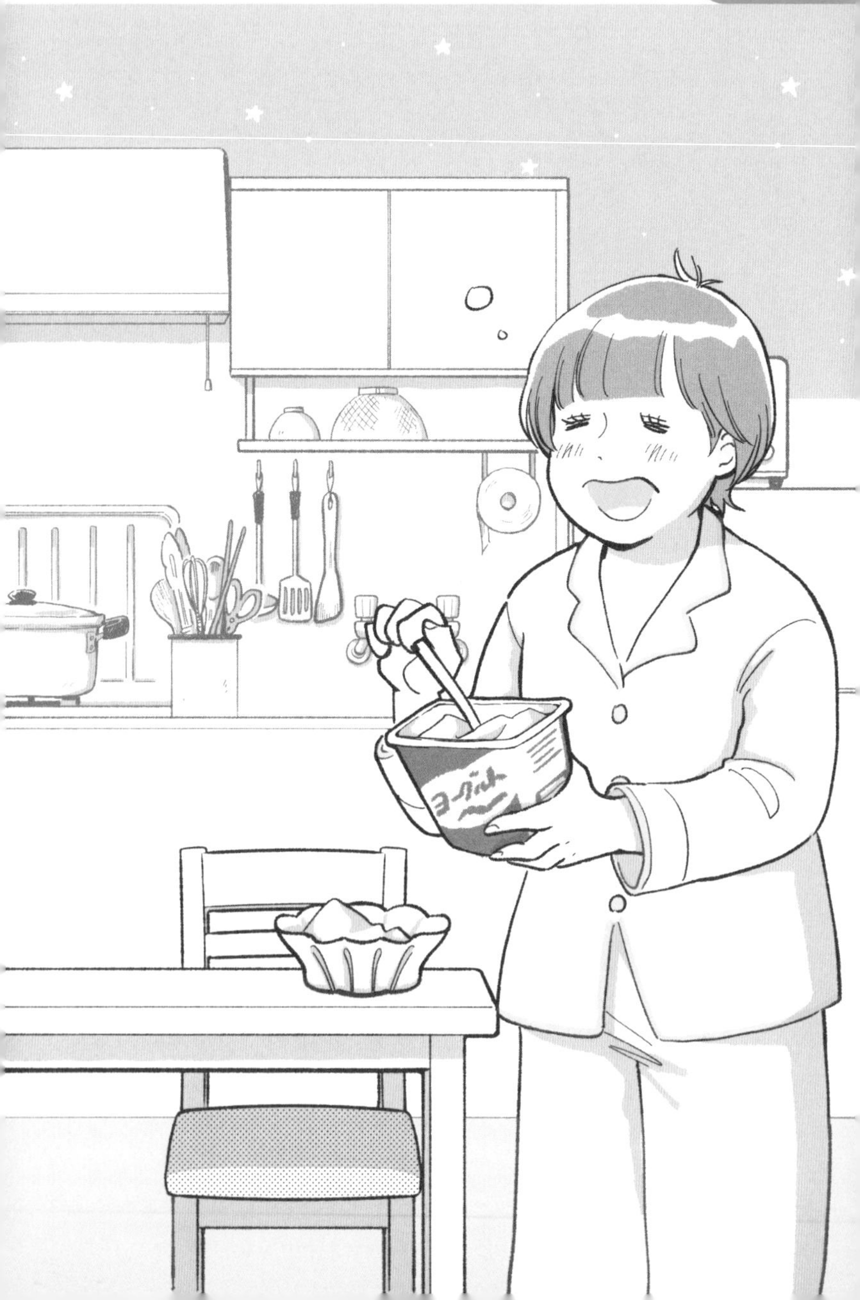
ヨーグルト

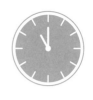

深夜にお腹が空いて眠れないなら、ヨーグルト

↓
〔夜食を利用して、不足しがちなカルシウムを補う！〕

乳製品や野菜から
1日650㎎を目指す

　ヨーグルトに豊富なカルシウムは、夜の時間帯のほうが吸収率が高まります。日本人は深刻なカルシウム不足で、とくに女性は閉経後の骨量の低下に備えて、毎日コツコツ補給したいところ。カルシウムは乳製品に豊富ですが、飽和脂肪酸を摂りすぎないよう、低脂肪のヨーグルトを利用しながら1日の摂取目安650mg（女性の場合）の3分の1、200ml（牛乳1杯）を摂るよう心がけましょう。残りは小松菜などの緑黄色野菜や納豆などの豆類で。骨の合成に必要なビタミンDも忘れずに！

食事の選択力をアップしよう

　私たちの体は、毎日食べるものからできています。だからこそ何を選んで食べるかが、充実した人生を送るためにとても大切です。

　もちろん美味しいものを食べれば、誰でも幸せになりますし、人生が豊かになります。その幸せを一生味わうためには、自分にとってちょうどよい食事量や必要な栄養を知り、健康を保っていくことが欠かせません。

　そこで必要不可欠なのが、賢く食事を選ぶためのほんの少しの知識です。誰もが簡単に、自分にとって最適な食の選択ができるようにしたい。そんな想いから生まれたのが、AI食事管理アプリ『あすけん』です。

　『あすけん』は毎日の食事記録をもとに管理栄養士監修のアドバイスがもらえるアプリで、私は2007年のリリース以来、15年間企画・開発に携わってきました。2023年現在、累計会員数は800万人を超え、ユーザーの食事記録データは45億件を超えています。

　そこから見えてきたのが、ダイエットに成

功したユーザーの方々は特別な食事制限をすることなく、毎日の食事をうまくコントロールしているということ。「食べすぎても焦らず３日間かけてカロリーを調整する」「無理せずうまく息抜きを挟む」など、ちょっとしたテクニックを実践し、大好きなケーキやラーメン、から揚げをやめずに、ダイエットに成功しているのです。

　何より成功した人は、前向きに楽しんでダイエットに取り組んでいます。「無理をして食べない」のではなく、「賢く選択しながら、きちんと食べる」のです。

　本書では、いつ食べるか、何と食べるか、何に置き換えるかなど、日々のちょっとした「賢く選ぶコツ」をまとめています。知って得する栄養学のTipsも合わせて解説していますので、読み終わる頃には食の選択力がきっとアップしているはず。本書を手に取っていただいた皆さんの食事時間がもっと彩り豊かに、楽しくなりますように願っています。

Contents

part 3 食事選びの悩みを解決 『こんな時、どうする!?』

part 4 お酒にはこれを選ぶが勝ち

※本書掲載商品の価格は2023年4月時点の税込み価格です

part

1

結局、これ
を選ぶが勝ち！
基本のベスト7

三大栄養素のキホンや、腸活と免
疫に関わる食物繊維の賢い摂り方、
血糖値スパイクを抑えるセカンド
ミール効果など、食べ物選びに欠
かせない基本の視点を総ざらい！

「糖質オフ」が健康とダイエットの定番でしょ？

ロカボ＆糖質０をチョイス

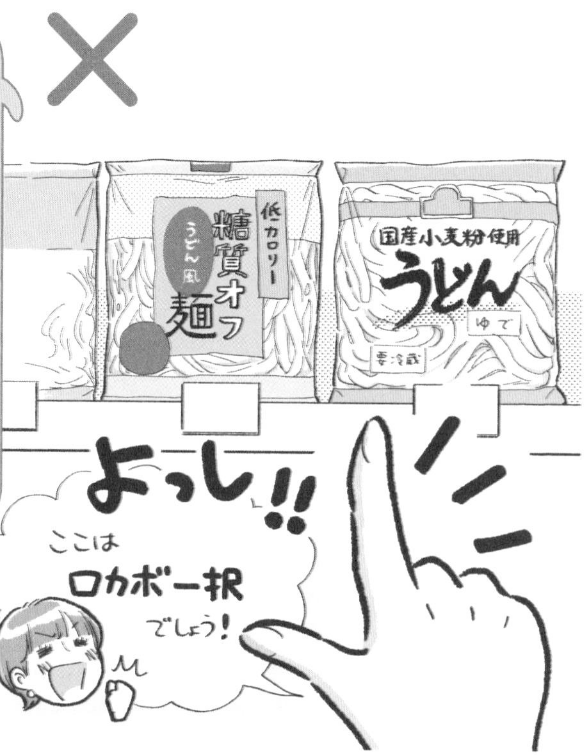

×

低カロリー

糖質オフ うどん風 麺

国産小麦粉使用 うどん ゆで 要冷蔵

よっし！！

ここは ロカボ一択 でしょう！

糖質の極端な制限でPFCバランスが崩れると、かえって
肥満や生活習慣病のリスクを高めてしまう

- 厳しい糖質制限をするとリバウンドしやすくなる

- 糖質は消費されやすい効率のよいエネルギー源

- 糖質は、最低でも1日130g摂りたい

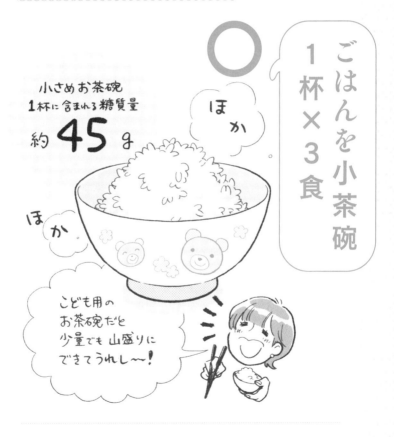

ごはんを小茶碗
1杯×3食

○

ほか

ほか

小さめお茶碗
1杯に含まれる糖質量
約45g

こども用の
お茶碗だと
少量でも 山盛りに
できてうれし〜!

適度な糖質は効率よくエネルギーに変換されて、体全体
の代謝を高めるから、やせやすくなる

糖質オフよりも大事なのは選び方

糖質（炭水化物）は、たんぱく質や脂質とともに私たちの体に欠かせない三大栄養素の一つで、極端に不足すると健康に悪影響を及ぼします。

三大栄養素はどれもエネルギー源になりますが、筋肉や脳、神経系などの活動には糖質が不可欠で、筋肉を合成する際にも欠かせません。もし極端に糖質が不足すると、筋肉がうまく作られなくなる上に、筋肉を分解して糖を作る糖新生（とうしんせい）が起こり、筋肉量が減少します。すると代謝が落ちてやせにくい体に。

脳を動かすエネルギー源も不足し、集中力の低下、眠気やだるさ、イライラなどの症状も起こりやすくなります。糖質は悪者ではなく燃焼スピードに優れたエネルギー源で、日々のアクティブな活動を助け、疲労回復にも役立つ栄養素です。

ダイエット中も最低1日130gの糖質を

では、太らない糖質量は？　食事で摂る三大栄養素の理想のバランスは、49歳以下ならたんぱく質13〜20％、脂質20〜30％、糖質（炭水化物）50〜65％とされます。ダイエット中でも糖質（炭水化物）は35〜40％を維持すべき。糖質量は最低1日130g、ごはん小盛り2〜3杯程度は食べてほしいところ。

とくに意識したいのは、量よりもどの種類の糖質を選ぶか。理想は、米や麺、いも類などの食物繊維が含まれる糖類（炭水化物）です。

1日の糖質量 ≫ 130g

主食の種類 1食分	カロリー	炭水化物	食物繊維	糖質	1日分に対して?
ごはん小盛り 120g	187 kcal	44.5 g	1.8 g	42.7 g	約30%
パン（6枚切り1枚）60g	149 kcal	27.8 g	2.5 g	25.3 g	約20%
パスタ（ゆで）220g	330 kcal	70.8 g	6.6 g	64.2 g	約50%
シリアル・オートミール 40g	140 kcal	27.6 g	3.8 g	23.8 g	約20%
うどん（ゆで）250g	238 kcal	54.0 g	3.3 g	50.7 g	約40%
そば（ゆで）200g	260 kcal	52.0 g	5.8 g	46.2 g	約35%
餅（1個）50g	112 kcal	25.4 g	0.3 g	25.1 g	約20%

出典：文部科学省「日本食品標準成分表2020年版（八訂）」

　炭水化物は糖質＋糖の吸収を遅らせる食物繊維で構成されています。米や麺、いも類などは食物繊維が含まれるほか、多糖類（糖が10個以上つながったもの）のでんぷんが主成分で、糖が2つつながっている砂糖に比べてゆっくりと体内に取り込まれるため、肥満の原因となる血糖値の上昇が砂糖に比較するとゆるやかです。

　主食を選ぶ際のポイントは、繊維が残された未精製の食品を選ぶこと。できるだけ加工されていない食材を選びましょう。

【あすけんDATA】主食の登録件数ランキングTOP3

1位 ごはん　2位 トースト　3位 玄米

1、2位は定番ながら、3位には健康意識の高い玄米がランクイン。

セカンドミール効果を味方につけて

皆さんは「セカンドミール効果」を知っていますか？　その日の1回目の食事が、2回目の食後の血糖値の上がり方によい影響を及ぼす効果のことをいいます。

通常、私たちが食事をした後の血糖値は20〜30分かけて徐々に上昇します。しかし空腹時間が長かったり、一度に大量に食べたりすると一気に急上昇！

すると体は血糖値を下げるために、インスリンというホルモンを大量に分泌し、必要以上に余った糖を体内に取り込み脂肪として蓄えるのです。また、血糖値の急上昇は不安やイライラなどメンタルにも悪影響を及ぼします。つまり血糖値の急上昇は肥満を招き、メンタルも悪化させる、最悪の習慣なのです。

食後の血糖値の上昇率は食品によっても異なり、GI（Glycemic Index［グリセミック・インデックス］）として数値化されています。このGI値を提唱したジェンキンス博士が、朝食を食べた場合の昼食後の血糖値が、朝食を抜いた場合に比べて上昇しにくくなるセカンドミール効果を発見しました。

食後の血糖値の上昇をゆるやかにできるかどうかが、健康に過ごすための鍵。朝食は本当に大切です。

セカンドミール効果を正しく得る3つのコツ

セカンドミール効果を正しく得るには、3つのポイントを押さ

代表的な主食のGI値

高GI値 （70以上）	中GI値 （56〜69）	低GI値 （55以下）
白米 食パン コーンフレーク	うどん そば 全粒粉パン	パスタ オールブラン オートミール

血糖値が **上昇しやすい** 〉〉〉〉〉〉〉〉〉〉 血糖値が **上昇しにくい**

出典：臨床栄養のためのGlycemic Index（第一出版株式会社）

えましょう。

1つ目は「低GIの茶色い主食を選ぶ」こと。

玄米、雑穀米、全粒粉パンなど未精製の穀物は、食物繊維が多く、血糖値の上昇は白米に比べてゆるやかです。

2つ目は「野菜・おかず→主食の順で食べる」。

「カーボ・ラスト」とも言いますが、主食の前に食物繊維が多い野菜やたんぱく質が多い肉・魚を食べると糖質の消化吸収がおだやかになり、血糖値は上がりにくくなります。

3つ目は「体にいい油を取る」こと。

じつは油と糖質を一緒に食べることで血糖値の上昇を抑えられることがわかっています。

選びたいのは、健康効果が高く体内で作れないオメガ3などの不飽和脂肪酸。アマニ油やエゴマ油、ピーナッツやクルミなどのナッツ類に豊富です。

おやつ大好き！少しでも太らない食べ方ってある？

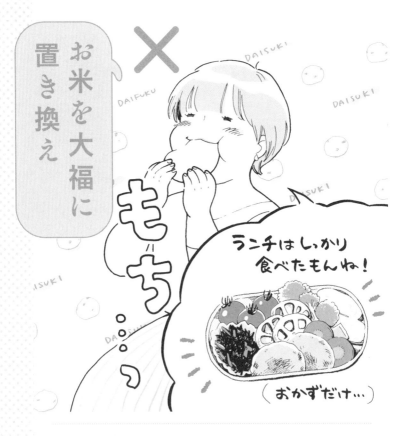

お米を大福に置き換え ✕

DAISUKI DAIFUKU DAISUKI DAISUKI ISUKI DAISUKI DA SUKI

もち。。。。っ

ランチはしっかり食べたもんね！

（おかずだけ…）

炭水化物と甘いものに含まれる糖質は、似て非なるもの。
精製された砂糖は血糖値を爆上げ。脂肪のもとに！

- お米と甘いものは、含まれる糖質の種類が違う

- 甘いものは脂肪になりにくい10〜15時を狙って食べる

- おやつは1日200kcal以内を目安にする

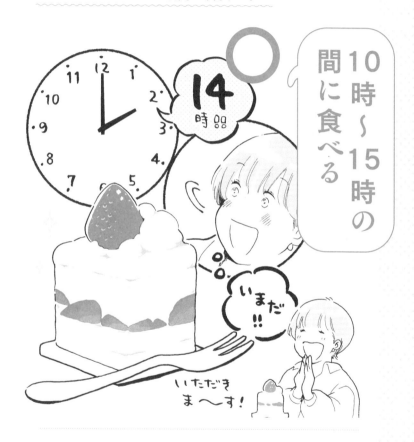

甘いものは、脂肪が溜め込まれにくい時間帯を狙って食べるのがコツ。1日の中で10〜15時は許しの時間！

ケーキはごはんの代わりにあらず！

甘いものをやめたくないからと、米などの主食と置き換えるのは危険！ 白米は砂糖と同じという理屈は大間違いです。

甘いものに含まれるブドウ糖やショ糖などの砂糖類は、消化吸収がスムーズでダイレクトに血糖値を上げます。

一方、ごはんなどの穀類の糖質は、多糖類と呼ばれ10個以上の糖類がくっついている構造をしているため、砂糖に比べてゆっくりと体に取り込まれるので、糖質量は同じでも、太り方はまったく違うのです。

だからといって、おやつを食べるなとは言いません。食べるなら、1日のうちでもっとも脂肪になりにくい10〜15時に。

これは、脂肪の合成を促すBMAL1という時計遺伝子（P74参照）が、14〜15時に一番減少するから。そもそも午前中は代謝が高いので10〜15時は太りにくい時間帯と考えて。

逆に22〜深夜2時は、BMAL1が多くなる危険な時間帯。深夜のデザートは最悪の食習慣なので要注意！

甘いものは量より質。1日200kcal以内が目安

甘いものを食べたい時は、自分が一番好きなものを食べるのがおすすめ。量の目安は1日200kcal以内。甘いものは心の栄養なので、食べて心が満足できるものを選びましょう。

量を食べたい時は、寒天ゼリーやこんにゃくゼリー、ふかし

脂肪の合成を促すＢＭＡＬ１の１日の変化

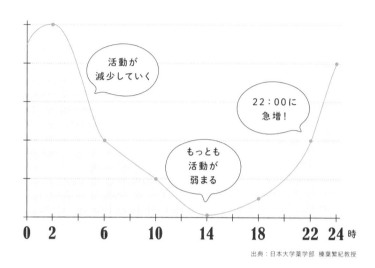

活動が減少していく

22：00に急増！

もっとも活動が弱まる

出典：日本大学薬学部 榛葉繁紀教授

た芋や干し芋、甘栗などがおすすめ。甘さも感じられる上に、食物繊維が豊富で低カロリーです。

　食物繊維やポリフェノールも摂れる、高カカオチョコレートも低ＧＩ。コンビニの糖質オフ系のおやつも便利です。

　甘いものは、コーヒーや紅茶など温かい飲み物と一緒に楽しむと、少量でも満足感が高まります。ストレスを溜めないよう、上手に付き合いましょう。

【あすけんDATA】 おやつの登録件数ランキングTOP3

1位 チョコレート　**2**位 アーモンド　**3**位 クッキー

個包装されており、少量ずつ楽しめて食べすぎずにすむおやつが上位に！

たんぱく質が大事
って知ってるよ
ちゃんと意識してる

プロテイン飲んでるからOK！

△

わく

わく

きょうは
何味に
しよう～～

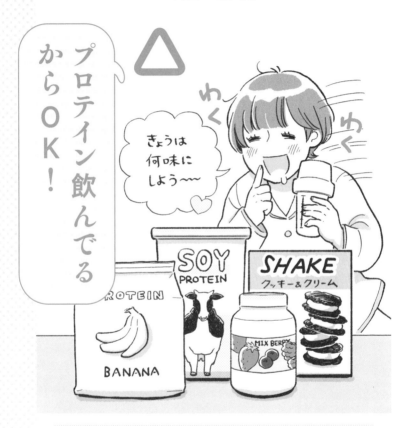

SOY
PROTEIN

PROTEIN

BANANA

SHAKE
クッキー＆クリーム

MIX BERRY

プロテインに頼りすぎると、腎臓に負担をかけるため注意！

- プロテインの摂りすぎは、腎臓に負担をかける

- 自然のたんぱく質食材はほかの栄養素も摂れる

- たんぱく質は 1 日50〜60 g 以上、1 食20 g を目指して

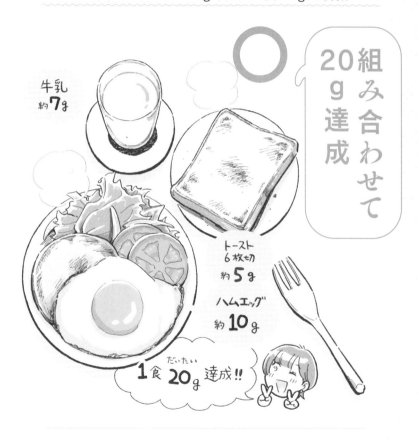

卵や牛乳などさまざまな食材を組み合わせて20gを目指すことで、
たんぱく質以外のいろいろな栄養素までバランスよく摂れる

肌も髪もたんぱく質から

昨今は、健康意識の高まりから「たんぱく質は、プロテインで補っている」という人も多い様子。

プロテインは補助食としては便利ですが、過剰摂取は腎臓に負担をかけるため、頼りすぎるのは少々危険です。

肉や魚などのたんぱく質食材には、たんぱく質以外のビタミンやミネラルも含まれているので、基本は日々の食事から摂りましょう。

たんぱく質は、炭水化物、脂質とともに三大栄養素の一つで、筋肉や血液、肌、髪、臓器、酵素、ホルモンなどの材料となり、人間の体そのものを作る重要なものです。

さらにエネルギー源としての役割も果たす万能な栄養素。たんぱく質不足が続けば、筋肉が衰えて体力や免疫機能、代謝の低下などのさまざまな悪影響が出てしまうのです。

とくに食が細りがちな高齢者はたんぱく質が不足しやすく、フレイル※のリスクも高まるため、意識的に摂る必要があります。

朝こそ、たんぱく質を食べよう！

厚生労働省によるたんぱく質の1日摂取量の目安は、最低でも女性50g、男性60gが推奨されています。とはいえ1食あたり20gとなると、忙しい朝などは、意識しないとなかなか届きません。ハム、チーズ、卵、納豆、牛乳など、手軽な食材をうま

たんぱく質をだいたい20g摂れる朝食例

洋食派なら？

食パン6枚切り1枚
＋
ハム2枚
＋
スライスチーズ
＋
牛乳コップ1杯（200㎖）

- - - - - - - - - - - - - - - - - - - -

オートミール40g
＋
ギリシャヨーグルト100g
＋
ゆでたまご1個

和食派なら？

ごはん茶碗1杯（150g）
＋
納豆1パック
＋
卵1個
＋
豆腐の味噌汁

- - - - - - - - - - - - - - - - - - - -

ごはん茶碗1杯（150g）
＋
焼き鮭
＋
豆腐の味噌汁

く組み合わせて。

　じつは、朝のたんぱく質はメリットだらけ。たんぱく質は食事をした後に発する熱＝食事誘発性熱産生（DIT）が高いため、朝から体温が上がって1日の代謝量がアップします。

　また、たんぱく質は「幸せホルモン」と呼ばれるセロトニンの材料になり、メンタルや自律神経のバランスを整えてくれます。さらにセロトニンは、夜には「睡眠ホルモン」のメラトニンにも変換されるので、睡眠の質も高めてくれます。

　あわせて朝は、日の光も浴びましょう。体内時計がリセットされる上に、日光を浴びるとセロトニンの分泌が促進されます。

　注意したいのは、たんぱく質と脂質はたいていセットだということ。肉や乳製品に偏りすぎず、脂質の少ない肉や魚、大豆製品を選ぶのも選択のコツです。

※フレイルとは、病気ではないが年齢とともに、筋力や心身の活力が低下し、介護が必要になりやすい、健康と要介護の間の虚弱な状態

油って太るから極力使わないほうがいいんだよね？

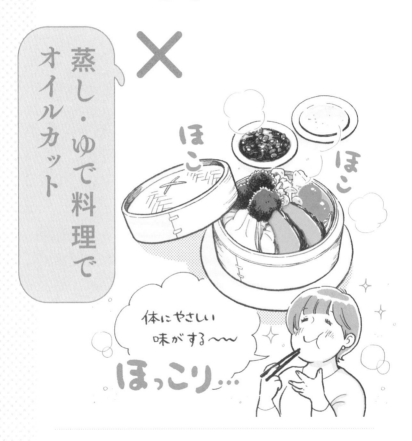

蒸し・ゆで料理でオイルカット ×

ほこ

ほこ

ほこ

体にやさしい味がする〜〜

ほっこり…

せっかく野菜を食べても、油がないと脂溶性ビタミンの吸収率が悪くなってしまう……

- 適度な油は、美容と健康に欠かせない

- 肉類や乳製品に含まれる飽和脂肪酸は摂りすぎ注意

- 青魚や鮭に多い不飽和脂肪酸を積極的に摂ろう

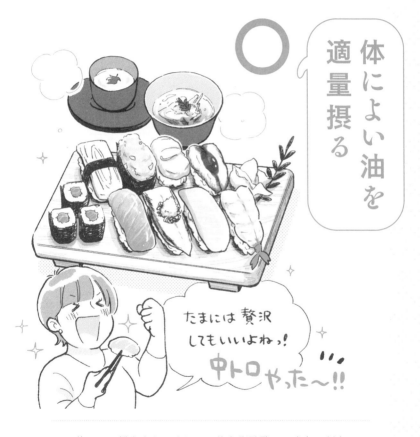

体によい油を
適量摂る

たまには贅沢
してもいいよねっ!
中トロや,た〜!!

体にいい働きをしてくれる不飽和脂肪酸は、青魚の刺身
や缶詰などから新鮮な状態で摂るのがコツ

油は悪者じゃない 正しく選ぶコツは？

「太る」「体によくない」と、悪者にされることの多い油。1g9kcalのエネルギーがある脂質は、1g4kcalの炭水化物やたんぱく質と比べると、確かに高カロリー。

当然、摂りすぎれば肥満や生活習慣病のリスクを高めますが、適度な摂取はむしろ美容と健康に欠かせないため、完全なオイルカットはおすすめしません。

脂質はホルモンや細胞膜の材料になり、内臓を守ります。またビタミンA、D、E、Kといった油に溶ける性質を持つ「脂溶性ビタミン」の吸収を助け、体温の維持にも不可欠！

また脂質は少量でも腹持ちがよく、効率のよいエネルギー源です。脂質の摂取目安は、1日の目標摂取エネルギーの20〜30％程度。この範囲内で、できるだけ体にいい油を摂るのがポイント。

肉や乳製品に多い飽和脂肪酸は、摂りすぎに注意

脂質には種類があり、大きく飽和脂肪酸、不飽和脂肪酸の2つに分けられます。飽和脂肪酸は肉類や乳製品、バターなど動物性食品に含まれる油。現代人は摂る機会が多く、肥満や血管の老化、生活習慣病を招きやすくなるため、控えめを心がけて。

一方の不飽和脂肪酸は、魚や植物性の食品に多く含まれる油で、血圧や悪玉コレステロール値を下げる働きがあり、健康維持に欠かせない存在。不飽和脂肪酸には、オメガ3、オメガ6、

オメガ9の3つがあり、それぞれに特徴が異なります。

3種類の不飽和脂肪酸はバランスが重要

オメガ3は、マグロや鮭、サバなどの青魚やアマニ油、エゴマ油などに含まれる油で、DHA（ドコサヘキサエン酸）・EPA（エイコサペンタエン酸）が多く含まれます。認知症の予防をはじめ、生活習慣病や血栓の予防も期待できます。熱に弱く酸化しやすい性質があるため、干物のような酸化した食品や加熱調理には注意が必要。刺身や真空状態が保たれたサバ缶、ツナ缶は、調理なしで酸化していない油が摂れるので便利。

オメガ6は、大豆油やコーン油などのサラダ油に多く、悪玉コレステロールを減らして血流を改善します。オメガ6は摂りすぎると、悪玉だけでなく善玉コレステロールも減ってしまうので、摂りすぎには注意が必要です。またオメガ9は、オリーブオイルなどに豊富で、善玉コレステロールを減らさずに悪玉だけを減らすため、血中コレステロールを適正に保つ働きが。

じつは、オメガ3とオメガ6は体内で作ることのできない必須脂肪酸。ゆえに食べ物から摂る必要がありますが、現代の食生活では、オメガ6を摂りすぎる傾向があります。炒め油などはオメガ9のオリーブオイルに替えるなどの工夫を。

逆にオメガ3は不足しがちなので、意識して摂ることが大切。オメガ3とオメガ6は、1対4の割合で摂るのが理想的です。

【あすけんDATA】 健康系オイルの登録件数ランキングTOP3

1位 オリーブオイル 2位 MCTオイル※ 3位 アマニ油

オメガ3のアマニ油を抑えてMCTオイルが2位に躍進。1位は不動の人気。

※ココナッツやパームに含まれる「中鎖脂肪酸油（Medium Chain Triglycerides）」だけを取り出した食用油のこと。

ダイエットって結局、カロリーを減らせばいいよね？

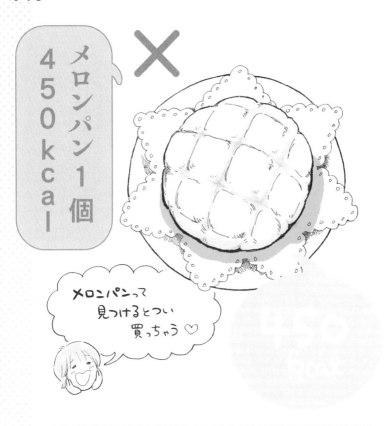

メロンパン1個
450kcal

×

メロンパンって
見つけるとつい
買っちゃう♡

メロンパンにはビタミンやミネラルがほとんど含まれていない！　ほとんどが糖質と脂質

- ビタミンやミネラルは、やせるための栄養素

- カロリーだけでなく品数が多いほうが満足度アップ

- 栄養バランスのいい食事は、代謝が上がってやせやすい

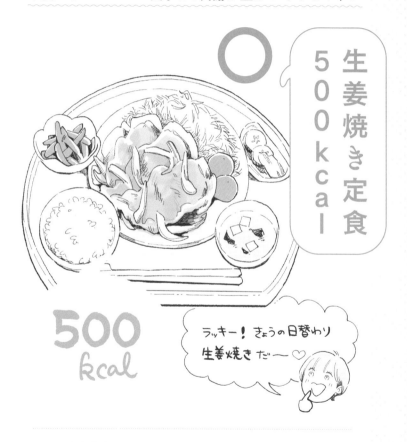

三大栄養素＋ビタミン、ミネラルを摂れる定食は、燃焼効率が高く、脂肪になりにくい

カロリーで選ぶとそこに落とし穴が

カロリーだけで比べれば、450kcalのメロンパンと、500kcalの生姜焼き定食では間違いなくメロンパンの勝ち。

ですがメロンパンの栄養は、糖質と脂質がほとんどで、三大栄養素をエネルギーに変換する手伝いをしてくれるビタミンやミネラルがほぼ含まれていません。

三大栄養素をエネルギーに変える時には、ビタミンB群がそれぞれ必要。炭水化物の代謝にはビタミンB_1、脂質の代謝にはビタミンB_2、たんぱく質の代謝にはビタミンB_6が欠かせないのです。

言うなれば、ビタミンは代謝アップに欠かせない「やせるための栄養素」。

しかも体内ではほとんど作ることができないため、食事から摂る必要があります。ですから、食事でどれだけ摂れるか？ がダイエットの鍵になるのです。

やせるには、栄養バランスのよい食事を

栄養価の面で、生姜焼き定食は優秀！ 豚肉は必須アミノ酸（たんぱく質）が豊富に含まれるほか、糖質の代謝を助けて疲労回復にも役立つビタミンB_1が、トップクラスに多い食材です。

付け合わせのキャベツにも、食物繊維、カリウム、ビタミンC、ビタミンK、ビタミンUが含まれています。

野菜に多く含まれるビタミン・ミネラルは、体内の潤滑油として体調を整える役割を担ってくれます。メロンパンなどの菓

メロンパンと生姜焼き定食の栄養素を比較

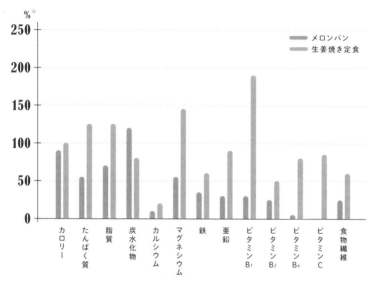

%※

250
200
150
100
50
0

凡例：メロンパン／生姜焼き定食

カロリー／たんぱく質／脂質／炭水化物／カルシウム／マグネシウム／鉄／亜鉛／ビタミンB₁／ビタミンB₂／ビタミンB₆／ビタミンC／食物繊維

※30〜49歳女性の摂取基準1食分（厚生労働省『日本人の食事摂取基準（2020年版）』より算出）の3分の1量を基準値とした時の、カロリーおよび各栄養素の充足率

子パン1個の栄養素と比較すると、同じ程度のカロリーでも中身は大違い。栄養バランスのいい食事を食べてこそ、やせやすい体に近づけるということをおわかりいただけましたか？

　バランスの取れた食事の基本は、主食、主菜、副菜が揃っていること。野菜は、ビタミンが多い緑黄色野菜を含めて1日350g以上摂りましょう。

　ただし、主食は少し控えめに。1食で子ども用茶碗1杯が目安です。野菜にかけるドレッシングは、せっかくならオリーブオイルやアマニ油に置き換えてみるといいでしょう。カロリーが同じだから、食事の代わりに喫茶店でジュースとドーナツを食べてもいいという考え方はもったいない！　カロリーだけじゃなくて中身に目を向けたほうが長い目で見るとお得です。

いつものスーパーで100円台で野菜をプラスするなら？

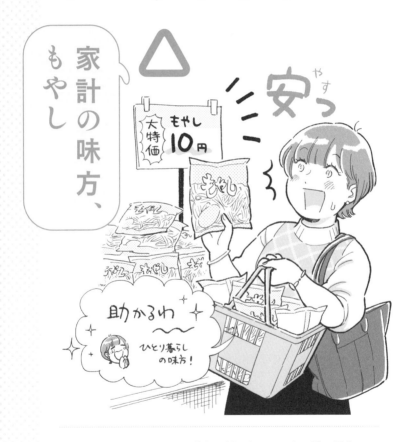

色の薄い淡色野菜は栄養価が低めなので、色の濃い緑黄色野菜も取り入れよう

- 淡色野菜と緑黄色野菜をバランスよく食べる

- サラダや温野菜など調理法を工夫して1日350g！

- カット野菜の活用や、冷凍野菜のストックが◎

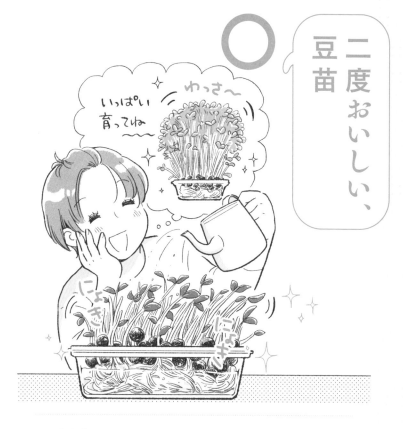

低価格で栄養価の高い野菜は、豆苗のほか、カイワレ、
ブロッコリースプラウトがおすすめ

まずは緑黄色野菜 生で摂るのも大事

安くて量が豊富なもやしや白菜は、食卓の常連という人も多いはず。これらの淡色野菜には、ビタミンCやカリウムを中心としたビタミン、ミネラル、ファイトケミカル※などの、体調を整えてくれる栄養素が含まれていますが、量で比較すると緑黄色野菜よりは少々劣り気味。

日々の食事では、淡色野菜に偏らず、淡色野菜：緑黄色野菜＝2：1の割合でさまざまな野菜を幅広く食べることが健康の秘訣です。緑黄色野菜の見分け方は、表面や葉の色が濃く、カットしても断面に色があるもの。意識して選びましょう。

また、旬の野菜や果物も栄養価が高く、旨味も強いのでうまく取り入れてみましょう。

含まれる栄養素の特徴から夏野菜は体を冷やしてくれ、冬野菜は体を温めてくれる効能も期待できるので、季節に応じた選択を意識してみてください。

生野菜と温野菜をミックスして350ｇを目指す

野菜の栄養価は、食べ方によっても変わります。新鮮な生野菜をそのまま食べるサラダは、栄養をまるっと摂り込めます。ただ、1日の野菜の目標量350ｇを、すべて生野菜で摂るのは大変！　温野菜にしてかさを減らすなどアレンジを。ただしビタミンやミネラルは、熱で破壊され、水に溶けて出てしまうものもあるため、電子レンジでチンしたり、流出した栄養も逃さ

こんな時は「この野菜」!

● 100円台でプラスするなら?

| 豆苗 | カイワレ | ブロッコリースプラウト |

● 安価なもやしなら?　　● サラダならレタスより…

| 豆もやし | | キャベツ |

ず摂れる野菜スープにしたりと、調理法を工夫しましょう。

　また、冷凍野菜のストックも重宝します。ブロッコリーやほうれん草、オクラ、かぼちゃ、里芋などの市販の冷凍品を常備すれば、野菜の活用範囲が広がって調理も楽に!　具だくさんの野菜スープを作り置きしておけば、好きな時に手軽に野菜が摂れるので簡単に栄養バランスをアップできます。

　野菜を食べることで、カロリーを抑えても満腹感を感じることができるので肥満予防に最適。便秘予防や美容効果も期待できます。少しの工夫で簡単に増やせるので、ぜひ実践を!　外食の「1日の1/2の野菜が摂れる」系のメニューを活用するのもあり。まずは食べる習慣を作ることが健康への第一歩です。

【あすけんDATA】野菜の登録件数ランキングTOP3

1位 プチトマト　2位 キャベツ　3位 ブロッコリー
キャベツは千切り、ブロッコリーはゆで野菜での登録多数。手軽さが人気!

※野菜、果物などの植物に含まれる化学成分。植物が紫外線や有害物質、害虫などの害から身を守るために作り出した色素や香り、アク、辛味などのこと。

免疫キープにも！腸活を始めよう

野菜にはビタミンやミネラルに加え、腸活に欠かせない食物繊維が豊富。

食物繊維は腸内で消化吸収されない繊維質のもの。腸内細菌のエサになり、腸内環境を整えたり、便秘を予防したり、余分な脂質の吸収も抑えてくれるなど、すごいパワーを秘めた栄養素です。

そもそも腸内では、善玉菌・悪玉菌・日和見菌という腸内細菌が、2：1：7のバランスで生態系（フローラ）を作っている状態が理想的と言われています。しかし、脂っこい肉中心の偏った食生活や食物繊維の不足、加齢、ストレス、過度な飲酒などで悪玉菌が増えると、腸内フローラのバランスは途端に崩れてしまいます。

腸には体の免疫器官の約6割が集まっているため、腸内環境が悪化すると免疫機能の低下を引き起こします。

さらに、幸せホルモンのセロトニンも、約9割が腸に存在しています。腸内環境の悪化は心の健康とも関係しているのです。

また、腸では天然のやせ薬とも呼ばれる短鎖脂肪酸が活躍！短鎖脂肪酸は野菜や海藻、果物に含まれる水溶性食物繊維を腸内細菌が分解する過程で生まれる物質で、代謝を活性化し、余分な体脂肪の合成を抑えるありがたい存在なのです。

シンバイオティクスで効率的な腸活を！

そこで取り入れたいのが、シンバイオティクスと呼ばれる効

シンバイオティクスって?

乳酸菌を摂る **プロバイオティクス** に加えて、
オリゴ糖や食物繊維をプラスする **プレバイオティクス** 方法

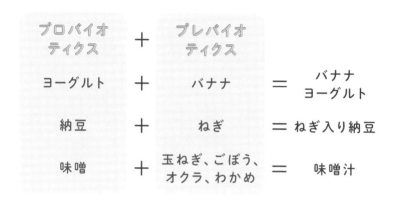

プロバイオ ティクス	+	プレバイオ ティクス		
ヨーグルト	+	バナナ	=	バナナ ヨーグルト
納豆	+	ねぎ	=	ねぎ入り納豆
味噌	+	玉ねぎ、ごぼう、 オクラ、わかめ	=	味噌汁

率的な腸活法。乳酸菌やビフィズス菌に代表される善玉菌を含む食材（プロバイオティクス）と、善玉菌の栄養源（プレバイオティクス）となる食物繊維やオリゴ糖を含む食材を同時に摂って、より効率的に善玉菌を増やすというものです。上の表のように組み合わせ、シンバイオティクスを活用してみてください。

　また米やじゃがいも、豆に含まれる難消化性でんぷん（レジスタントスターチ）も、食物繊維と同様に腸内細菌の栄養源になります。レジスタントスターチは、冷やすと増える性質があるので、さつまいもやじゃがいもは一度冷やしてから食べるのもおすすめ。食後血糖値や血中コレステロール、中性脂肪を抑える働きもあり、積極的に腸活に活用したい食事法です。

果物って食べるのが面倒だからあんまり選ばない

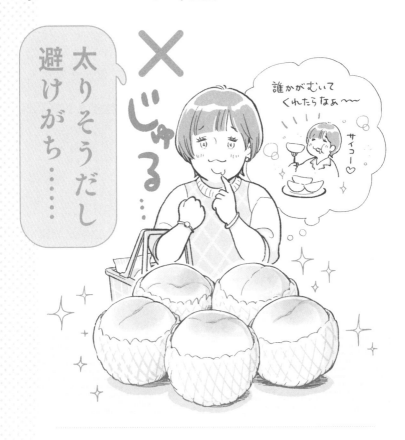

太りそうだし避けがち……

×じゅる…

誰かがむいてくれたらなぁ〜〜

サイコー♡

食物繊維が豊富な果物は、甘いわりに血糖値が上がりにくく、太る心配はほとんどなし。食べなきゃソン!

- 果物は、食物繊維が豊富で太りにくい

- 便を柔らかくする水溶性食物繊維がたっぷり

- 生のまま食べるからビタミンCを効率よく摂れる

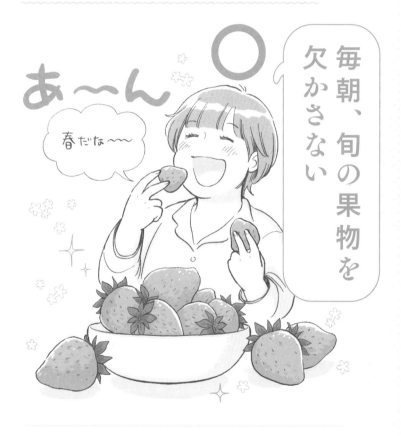

毎朝、旬の果物を欠かさない

あ〜ん

春だな〜〜

朝の食物繊維習慣で、腸内からヘルシーに！　旬の果物なら、旨味が強く栄養価も高くて◎

朝に果物をプラス 食物繊維の恩恵を

　果物は太りそうだから食べない人、すごくソンしてます！　果物にはペクチンに代表される食物繊維が含まれていて、血糖値の上昇が起こりにくく、食べすぎない限り太る心配が少ないんです。

　それどころか、効率的にビタミンCや食物繊維が摂れて、腸活や生活習慣病の予防にも有効です。

　生のまま丸ごと食べるので、アンチエイジングに有効なビタミンC、ポリフェノールなどの抗酸化物質も逃しません。むくみを予防するカリウムも豊富で、美容やダイエットの味方です。とくに栄養価が高い旬の果物や、キウイ、いちご、柑橘類などの糖質が低い果物は、積極的に食生活に取り入れましょう。

果物の抗酸化作用を味方につけて

　果物の1日の摂取量の目標は200g。みかん2個、りんご1個程度です。厚生労働省の「国民健康・栄養調査（令和元年）」によると、日本人の果物摂取量の平均は目標の半分の約100g。とくに若年層の果物離れが顕著です。

　果物は健康によいのか、それとも太る原因になるのか。答えは「適量であれば健康によい」です。果物に多く含まれるビタミンA（βカロテン）やビタミンC、カリウムなどのミネラル、ポリフェノールに代表される抗酸化作用（体の酸化を防止する作用）によって、老化防止、動脈硬化やがんなどの発症リスク

を低下させることがわかっています。最近では認知機能の低下を防ぐという研究結果も。果物への偏見を捨て、積極的に食べる習慣を身につけたいところ。

　そこで、とくに意識してほしいのが朝です。食物繊維は朝に摂ると、腸内環境を改善する効果が高まることがわかっています。ぜひ朝食や間食に果物習慣を！

果物の水溶性食物繊維を積極的に摂ろう

　食物繊維には、便を柔らかくする水溶性と、かさを増して便通を促す不溶性の2種類があり、食事だけでは不溶性食物繊維に偏りやすい傾向があります。水溶性食物繊維が豊富な果物で補ってあげましょう。またP50でも紹介した通り、水溶性食物繊維は、腸内細菌による働きで体脂肪の合成を抑え、代謝を高めてくれる短鎖脂肪酸という優れた物質を生み出します。太りにくく、健康な体を手に入れるには、この短鎖脂肪酸をいかに生み出せるかがポイント。

　食物繊維は摂りだめできないので、野菜と果物を組み合わせてこまめに摂りましょう。

　おすすめの果物は、キウイ、りんご、オレンジなどの柑橘類、バナナ、ブルーベリー、いちごなど。ダイエット中の人は、糖質が多く食物繊維が少ないぶどう、マンゴー、モモは食べる量に気をつけて。

【あすけんDATA】フルーツの登録件数ランキングTOP3

1位 バナナ　2位 みかん　3位 キウイ

さっと皮をむいて食べられるバナナやみかんがやっぱり手軽で人気。

おすすめ商品は「これ!」①

ユーザーによって登録された喫食データの中から、あすけん所属の栄養士たちがヘルシーな市販食品を選出!

ごはん部門

マルちゃん 玄米ごはん
／東洋水産

山形県産玄米のみを使用した玄米ごはんパック。白米にはない米ぬかと胚芽は、ビタミンもミネラルも含みます。中でも糖質をエネルギーに変える際に必要なビタミンB_1や、メンタル安定に大切なマグネシウムを多く含みます。噛み応えがあるため、早食い予防の効果も期待できます。ダイエット中の炭水化物にぴったりですね(160g、212円)。

パン部門

低糖質ブラン食パン 3枚入
／Pasco

注目すべきは食物繊維が豊富に含まれている点。食物繊維の1日の摂取目標量は18〜64歳の男性は21g、女性は18gですが、なんとこの商品は1枚あたり10.3gの食物繊維を含みます。穀物から摂る食物繊維が多いほど糖尿病発症リスクが低くなるという研究結果も注目されており、毎日の朝食に取り入れれば手軽に健康管理に役立てられますよ(オープン価格)。

part

2

外食で、スーパーで、これを選ぶが勝ち

栄養の偏りやカロリーオーバーに陥りがちな外食時のスゴ技、ちょっとした工夫で栄養価が爆上がりするスーパーでの買い物術まで、得するテクニックを一挙に掲載。

今日はどうしても
揚げ物が食べたい
ベストチョイスは？

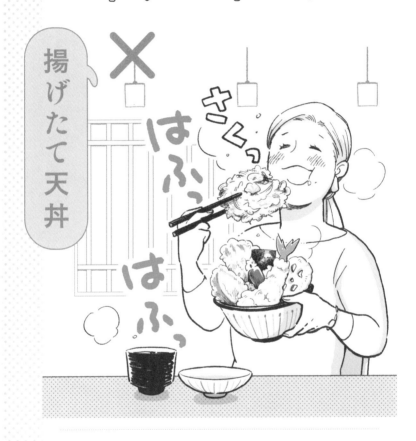

揚げたて天丼

×

さくっ
はふ、
はふ、

油たっぷりの天ぷらは、超ハイカロリー！ とくにかき
揚げは衣の量が多く、脂質量もダントツなので要注意

- 揚げ物の中でも天ぷらはもっともハイカロリー

- 食材は大きくカット、衣は薄くがベター

- 揚げ物はたっぷりの野菜の付け合わせと一緒が鉄則

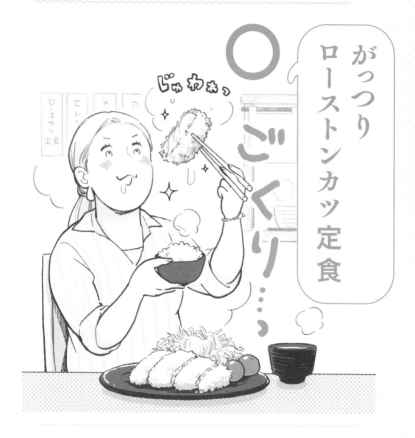

がっつり
ローストンカツ定食

○ごくり…

じゅわぁ〜

付け合わせの山盛りキャベツが脂質の吸収を抑える。肉の部位によってはカロリーダウンも

同じ「揚げ物」でも衣の種類で大違い

同じ揚げ物でも、調理法によって脂質量に差が出るのを知っていますか？

とくに天ぷらのフワッとした衣は油を吸収しやすく、とってもハイカロリー。中でも、かき揚げは食材重量の40％も油を吸ってしまうので要注意です。

一方のロースカツ定食は、定番の付け合わせのキャベツに含まれる食物繊維がトンカツの脂質の吸収を抑えてくれます。しっかり噛んで食べると、早食いを防ぐのと同時に、ベジファーストの効果も期待できます。またキャベツには、消化を助けるキャベジン（ビタミンU）や、抗酸化作用のあるビタミンCが含まれます。

酸化した揚げ物の油は体に負担なので、ビタミンCは必須。カツにレモン汁を一振りすれば抗酸化作用が増します。さらにカロリーを減らすなら、脂身が少なめのヒレカツ定食を。

逆に注意したいのが、トンカツソース。大さじ1杯に塩分が1g入っているので、かけすぎに注意。キャベツにかけるドレッシングも塩分や油分を含むので意識して。

家で揚げ物を作る場合は、食材は大きくカットして、衣は控えめにすると油の吸収量を減らすことができます。から揚げは鶏肉を大きいまま揚げて後でカットする、パン粉は生パン粉よりも乾燥パン粉のほうが油の吸収量が少なくなり、カロリーカットできます。

揚げ物ってどれだけ油を吸うの？

食材が吸収した油の分量を割合（％）で示した「吸油率」は
以下の通り。やはり天ぷらは衣が分厚いため
しっかりと油を吸うことがわかります。

天ぷら 12~42%	フライ 8~33%	から揚げ 1~13%	素揚げ 1~14%

出典：はじめての食品成分表　八訂版（女子栄養大学出版部）

外食でも、たんぱく質食材と野菜をONしてカロリー減

　外食チェーンなら、定食屋やそば屋がヘルシーで安心。では、
しっかり食べたい日は、牛丼？　親子丼？

　鶏肉を使った親子丼なら、比較的脂質が少なくおすすめです。
完全栄養食品の卵を一緒に摂れるのも魅力。またキャベツやレ
タスのサラダをつけたり、味噌汁を野菜たっぷりの豚汁やけん
ちん汁に変えたりするのも効果的。とはいえ牛丼も一工夫すれ
ば選択肢に。ミニサイズでネギ山盛り＆豚汁に変更するなど、
糖質減、野菜増を意識してみて。

　そばは卵とわかめをトッピングするのが◎。うどん屋さんで
天ぷらを頼むなら、鶏肉のかしわ天、エビやイカの天ぷらでた
んぱく質をプラスしましょう。

【あすけんDATA】 揚げ物の登録件数ランキングTOP3

1位 鶏のから揚げ　**2**位 フライドポテト　**3**位 コロッケ

から揚げが大人気。1個単位で入力する人が多く、量を意識している様子。

ランチはサッと麺類で済ませたい！そんな時は？

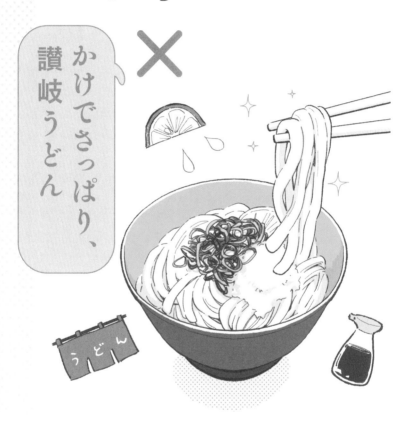

かけでさっぱり、讃岐うどん　×

うどんは、消化吸収が速く太りやすい！　食物繊維やたんぱく質の具が入っていないのもマイナス

- そばや中華麺、パスタは比較的太りにくい

- 野菜やたんぱく質の具材が入ったメニューを選ぶ

- タレやスープは塩分や糖質、脂質が多いため、控えめに

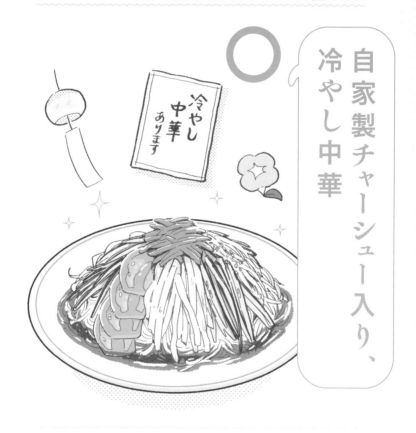

○

自家製チャーシュー入り、冷やし中華

麺だけでなく具材やタレと一緒のほうが血糖値が上がりにくい。具だくさんで、栄養バランスも文句なし！

麺チョイスの決め手はGI値

白米よりは麺類のほうがGI値は抑えめで中程度（P29参照）ですが、麺の種類や調理法によってもGI値は変わります。食品は消化吸収が早いものほど、GI値が高くなります。うどんは精製された小麦を使うため、消化吸収がスムーズでGI値は高め。一方、麺の中ではパスタはGI値が低めです。アルデンテにゆでるとGIが低くなるので、ちょっと固めにゆでてみるとよいでしょう。

ごはんや麺類の主原料となる穀物は、精製されると色が薄くなり、繊維量も少なくなる傾向があるため、白っぽい炭水化物はGIが高いと覚えておきましょう。そばや玄米など、茶色の食品を選ぶのがコツです。

また冷やし中華は、きゅうりやトマトなどの野菜や、たんぱく源となるハム、卵など具材が豊富で血糖値が上がりにくく、麺だけより栄養バランスも優れています。

逆に冷やし中華で注意したいのは、タレのチョイス。ごまダレよりも、酢の多い醤油ダレを選びましょう。酢の酢酸には消化を遅らせる作用があり、GI値を下げると言われています。白米より酢飯のGI値が低くなるのも酢の効果です。

麺類メニューは、具材と栄養価をチェック

では、うどんやそばを食べるなら？　かけうどんやざるそばではなく、具を一緒に食べるのが正解。わかめや山菜、きつねなど、食物繊維とたんぱく質が摂れる具入りを選びましょう。

和の麺は どっち？	ランチの パスタには？	夜にラーメンを 食べるなら？
✕ ざるそば ◯ とろろそば	✕ ペペロン チーノ ◯ トマトソース パスタ	✕ つけ麺 ◯ 野菜タンメン
うどんやそばを食べたい時にはとろろや山菜、卵などの具をオン。食物繊維やたんぱく質をプラスすることを意識して	トマトソースを選べばトマトのビタミンAをしっかり摂れます。生クリームたっぷりのカルボナーラはやはり脂質が多くてハイカロリー！	野菜を摂れるラーメンが◎。つけ麺は、油の汁につけて麺を食べるようなもの…！食べたい際は、野菜や卵、のり、ネギなどをトッピングしよう

　うどん・そばとパスタでも軍配はパスタに上がります。おすすめはビタミンAたっぷりのトマトソース。生クリーム＋ベーコンたっぷりのカルボナーラはハイカロリーなので要注意です。

　ラーメンなら、つけ麺？　野菜タンメン？　正解は野菜タンメン。卵や筍など具だくさんの酸辣湯麺もおすすめです。つけ麺は、油の汁に麺をつけているようなものなので、超ハイカロリー。せめて脂身の少ない焼き豚、もやし、ネギ、卵、海苔などトッピングをつけて。カップラーメンは、食物繊維を摂れる乾物のカットわかめを足した商品がおすすめ。焼き豚やサラダも加えるとより◎。

【あすけんDATA】 麺類の登録件数ランキングTOP3

1位 ソース焼きそば	**2**位 ざるそば	**3**位 スパゲッティ

ちなみにラーメンは、醤油や味噌など味違いを合算すると１位にランクイン。

週5で通う
いつものコンビニで
選ぶ主食は何?

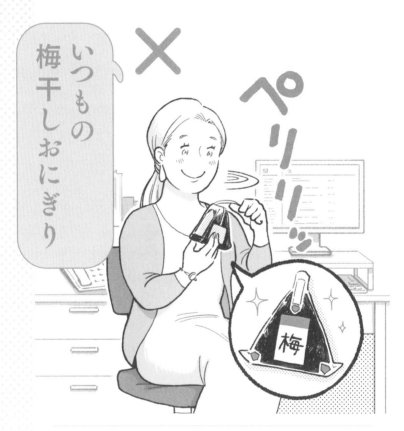

カロリーは抑えられるが、たんぱく質がほとんど含まれ
ない。選ぶ時はおかずを組み合わせよう

- おにぎりはたんぱく質の多いおかず系の具材を選ぶ

- 納豆は最強のスーパーフード。夜に食べるとよりgood

- コンビニ弁当はカラフルなお弁当を選ぼう

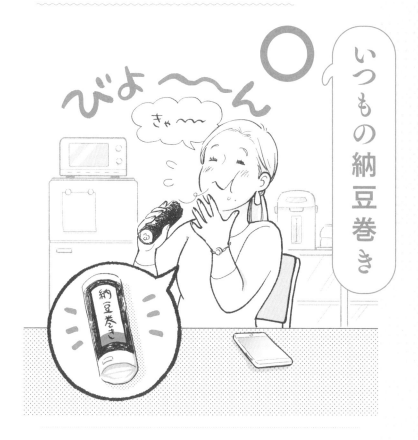

いつもの納豆巻き

びよ〜〜ん

きゃ〜〜

納豆巻き

納豆巻きは、たんぱく質が豊富で、イソフラボン、サポニン、ナットウキナーゼなどすごい栄養素がたっぷり！

そこにたんぱく質は、入ってる?

── 見どれも同じように見えるおにぎり。

ですが、具材によって栄養価は異なるので、頻繁に食べるならチョイスは慎重に。

具材選びのポイントは、たんぱく質食材が入っているかどうか。魚介や肉、大豆などおかず系の具材は、たんぱく質も一緒に摂れて、白米だけのおにぎりよりも血糖値の上昇も抑えやすくなります。

とくにおすすめなのが、納豆巻き。大豆を発酵させた納豆には、1パック約8gと肉に匹敵するたんぱく質が。それにもかかわらず脂質が少なく、食物繊維、カルシウム、ビタミン類も豊富です。

そのほか、記憶力や集中力の向上が期待されるレシチン、女性ホルモンのエストロゲンに似た働きをする大豆イソフラボン、悪玉コレステロールを下げる大豆サポニン、高血圧や心筋梗塞、脳梗塞を招く血栓の予防効果があるナットウキナーゼ酵素など、健康効果を期待できる成分が盛りだくさん。まさに納豆はお宝食材なのです!

外出先で納豆のパックを食べるのは難しいですが、匂いの少ない納豆巻きなら取り入れやすいので活用しましょう。

納豆の納豆菌は乳酸菌と同じように、腸内で善玉菌の働きを助け腸内環境を改善します。朝食に納豆を加えれば、快腸な1日を過ごせそう。

また夜寝ている間は血液の流れが滞りがちになるため、脳梗塞や心筋梗塞の原因となる血栓予防に有効なナットウキナーゼを摂っておくと、予防につながります。血液ドロドロが気にな

る場合は、夕食に1パック追加してみましょう。

　納豆の薬味も忘れずに。定番であるネギに含まれるアリシンという成分は、納豆のビタミンB₁の吸収を高めてくれるので、疲れ気味の時などはネギを多めに入れてみたり、同じ発酵食品のキムチと合わせるのも◎。

　そのほかにおすすめなおにぎりの具は鮭。たんぱく質や不足しがちな良質な油オメガ3が補えます。

　もち麦タイプのおにぎりも、水溶性食物繊維を補え、噛み応えもあるので少量でも満足感が得られるため、太りにくくおすすめです。

コンビニ弁当はカラフルさで選ぼう

　コンビニでお弁当をチョイスするなら、茶色のお弁当？　カラフルなお弁当？　正解は、カラフルなお弁当。色味が多いお弁当は、色の濃い野菜など食材自体が多く使われている証拠。食材ごとに持っている栄養は異なるのでいろんな栄養を摂ることができます。

　一方、茶色のお弁当は、から揚げや揚げ物などハイカロリーな主菜が多い傾向があります。油が多く、肉メインで野菜少なめ、カロリーも高い傾向があると覚えておきましょう。

【あすけんDATA】 おにぎりの具の登録件数ランキングTOP3

1位 鮭　**2**位 梅　**3**位 昆布
たんぱく質の摂れる鮭が人気！　おにぎりの具は王道がやはり強い。

カフェに立ち寄って
ほっと一息
選ぶドリンクは？

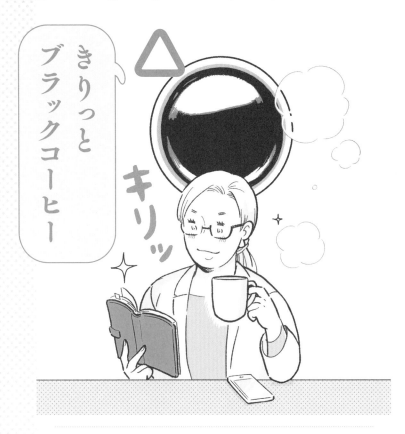

きりっと
ブラックコーヒー

△

キリッ

低カロリーでカフェインの健康効果もあるけど、栄養価は低め。朝食抜きでコーヒーだけの日には物足りないかも

- ラテは、栄養がたっぷり！

- 牛乳を低脂肪乳、豆乳などに変更

- ブラックコーヒーも健康効果はあり、悪くはない

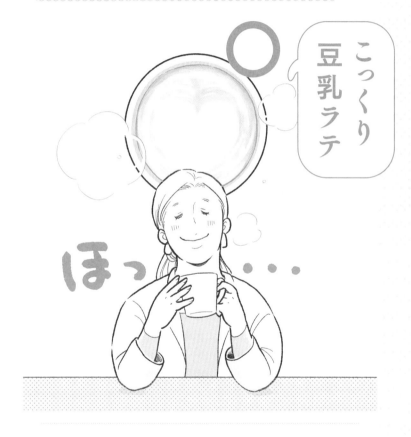

たんぱく質、鉄、イソフラボンなど栄養がたっぷり入った最強ドリンク。朝に飲めばダイエット効果も！

ラテを我慢しなくていいんです！

喫茶店でコーヒーを注文する時、本当はカフェラテを飲みたいけれど、なんとなくカロリーの低そうなブラックコーヒーを頼むという人。

じつは、すごくもったいない選択をしているかも……！？

確かにカロリーだけを見れば、乳製品が入ったラテは高め。ですが栄養価は格段に高く、さまざまな美容健康効果を得ることができるんです。

とくに大豆が原料の豆乳には、女性に不足しがちな鉄、女性ホルモンエストロゲンの働きをサポートしてくれるイソフラボン、栄養素の代謝を助けるマグネシウム、記憶力の改善を助けるレシチンが含まれます。

さらに豆乳に含まれる大豆たんぱくは、たんぱく質の中でも食事誘発性熱産生（DIT）が高く、基礎代謝を高めることから、ダイエット中の強い味方にもなってくれます。とにかく、たくさんの栄養素が摂れる豆乳は、飲まなきゃソンなのです。

最近では、ラテのミルクをアーモンドミルクやオーツミルクに変更できるカフェが増えていますが、これらの植物性ミルクもそれぞれ栄養価に特徴があります。

アーモンドをすりつぶして作るアーモンドミルクは、若返りのビタミン、ビタミンEを含みます。オーツ麦が原料のオーツミルクは食物繊維が含まれる低カロリーなミルクです。

ちなみに牛乳は、豆乳よりも少々脂質が増えますが、カルシ

ウムを効率的に摂れるので、決して悪くありません。脂質が気になる場合は、低脂肪乳などを利用してみるのもおすすめです。好みや目的に合わせて、好きなミルクをチョイスしてみましょう。

コーヒーそのものにも健康効果が！

　とはいえコーヒーそのものにも健康効果はあるので、ブラックコーヒーも決して悪いわけではありません。

　コーヒーは交感神経を刺激し、血行改善や新陳代謝を促進してダイエットにも効果的なカフェイン、強い抗酸化作用のあるポリフェノールが含まれているので、朝のコーヒー習慣はおすすめです。

　カフェインの過剰摂取による害も報告されているので、1日マグカップ2〜3杯程度で楽しみましょう。

　言わずもがなですが、砂糖を入れすぎるのはNG。苦味が嫌な人は、味をまろやかにしてくれるミルクを入れるとよいでしょう。

市販の缶コーヒー、ラテの糖質に要注意

　コンビニやスーパーで売っている缶コーヒーやラテ。裏にある栄養成分を見たことはあるでしょうか。缶の飲み物には糖質が10g以上含まれているものが多くあります。スティックシュガー1本は4gなので、その倍以上の糖質です。「微糖」と書いてあっても安心はできません。甘い缶コーヒーからは卒業してみませんか。

「いつ」「何を」食べる? 時間栄養学を味方につけよう

「夜遅くに食べると太る」。

このことは、なんとなく理解している人が多いと思います。日中に比べて夜は動かないからカロリーが消費されないという理由ももちろんありますが、それ以外にも「体内時計」による影響があることがわかってきています。

2017年にアメリカ人科学者がノーベル生理学・医学賞を受賞したことで、体内時計とそれを司る時計遺伝子の存在が一躍有名になりました。

1日は24時間ですが、人間の体の中には時間のリズムを刻むメカニズムがあり、これは24時間よりも若干長い周期のため、そのズレを1日単位で調整する必要があります。このリズムを整える役割を担っているのが体内時計です。

体内時計の主時計(中枢時計)は脳にありますが、それ以外に臓器などにも副時計(末梢時計)が存在しています。このように、人間の体の働きと時間は密接につながっており、食事に関しても「何を食べるか」だけでなく「いつ食べるか」によって、体に及ぼす影響が変わるのです。

たとえば、夜中食べると太る理由の一つに「BMAL1(ビーマルワン)」という体内時計の調整に関わるたんぱく質の働きがあるのはお話しした通り。ここで、その役割を少しおさらいしましょう。

BMAL1は脂肪細胞の中にあって、脂肪を蓄積させ

る働きを持っています。さらにもう一つの特徴が、時間帯によってその量が変動するということ。そのため、BMAL1が少ない時間帯は太りにくく、多い時間帯は太りやすくなるのです。

　BMAL1の分泌の変化を見ると、6〜22時の間が少なく、22〜午前2時の間がもっとも多くなることがわかっています。つまり、BMAL1の働きが活発になる22時以降に食べると、脂肪がつきやすくなるということなのです。

　このことから、もしダイエットをしたいのであれば、食事の時間は6〜22時の間がおすすめということになります。

　また食事の量を夜より朝、つまり夕食よりも朝食のボリュームを増やすのも一つの方法です。朝：昼：夜の比重を3：3：3（残り1は間食）にするなど、夕食に偏らない食べ方をすることによってダイエット効果が得られるかもしれません。

　朝食を充実させるとほかにもよいことがあります。

　体内時計をリセットするために朝に太陽の光を浴びることは有名ですが、それにプラスして、朝食を食べることでも体内時計の末梢時計をリセットできることがわかっています。

　同じ食事内容でも食べる時間によって得られる恩恵は違ってきます。いつ食べるか、を今よりも意識してみてはいかがでしょうか。

肉ってどれも
一緒でしょ？
結局いつも同じ種類

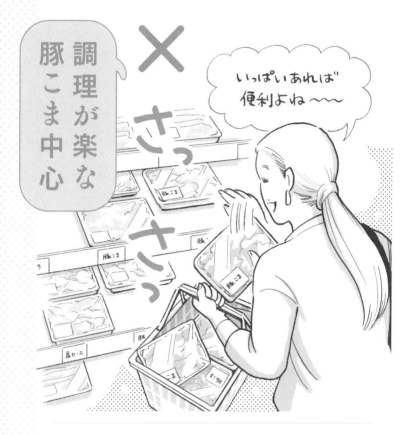

調理が楽な
豚こま中心

×

いっぱいあれば
便利よね〜〜〜

豚こまは安くて使い勝手がいいけれど、豚肉ばかりでは
栄養面で偏りが生じてしまう

- 牛、豚、鶏は栄養が違うため、まんべんなく食べる

- たんぱく質は、動物性1：植物性1が理想のバランス

- 動物性や植物性に偏ると、病気のリスクが高まる

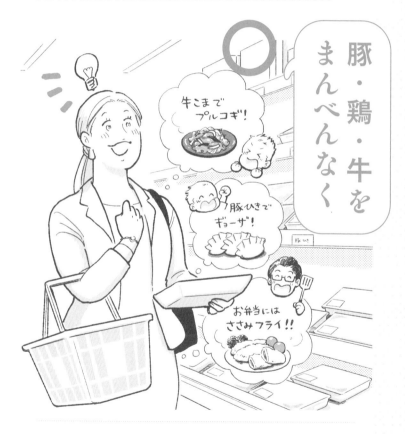

豚、鶏、牛は、それぞれ摂れる栄養素がさまざま。幅広い栄養素を摂るためにまんべんなく取り入れよう

肉の種類によって栄養素は違うから

肉は必須アミノ酸をバランスよく摂れる優秀なたんぱく源。豚肉、鶏肉、牛肉どれもたんぱく質食材ではあるのですが、それ以外は、それぞれ異なる栄養素が含まれているため、同じ種類ばかり食べていてはもったいない！

豚肉には、炭水化物の代謝に必要なビタミンB_1がずば抜けて多く含まれていて、ダイエットをしたい人にぴったり。

疲労回復にも効果があるため、夏バテの時や運動の後などにも適しています。バラやロースは脂質が高いので、赤身のモモ肉やヒレ肉がヘルシーでおすすめです。

鶏肉は、皮膚や粘膜の維持や脂質の代謝に欠かせないビタミンB_2やビタミンAが含まれています。皮さえ取れば、ほかの肉より脂質が少ないため、ダイエッターの強い味方になってくれます。とくにムネ肉やささみは高たんぱく、低脂質でアスリートにも好まれる人気の部位です。

そして牛肉は、鉄、亜鉛が一緒に摂れる優秀なたんぱく源。サーロインやバラは脂質が多いため、脂質が少ない赤身やヒレなどを選びましょう。赤身の牛肉には、脂肪の燃焼を助けるカルニチンが豊富に含まれます。

理想は、動物性と植物性を 1 ： 1 の割合で

食事が肉類に偏ると、飽和脂肪酸の摂取量が増えて、生活習

一つに偏らず
いろいろ食べるのが大切！

── 鶏肉 ──
皮さえ取れば脂質が少なくダイエッターの強い味方！　とくにむね肉やささみは高たんぱく、低脂質でおすすめです

── 豚肉 ──
疲労回復に効果大！夏バテの時や運動の後にもぴったり。バラやロースは脂質が高いので、赤身のモモ肉やヒレ肉が◎

── 牛肉 ──
鉄、亜鉛が一緒に摂れる優秀なたんぱく源。サーロインやバラは脂質が多いため、脂質が少ない赤身やヒレがgood

慣病のリスクを高めます。ですから魚介や卵、植物性たんぱく質を組み合わせることも大切。

　魚は体にいい油である不飽和脂肪酸が多く、脂質も肉より控えめです。卵は高たんぱくで、完全栄養食品といわれるほど幅広い栄養素が摂れる優秀食材です。

　植物性たんぱく質食材の代表は大豆と豆腐などの大豆製品。脂質が少なくヘルシーです。穀類にも少量ですがたんぱく質が含まれます。

　これらの理想のバランスは、動物性1：植物性1。摂取カロリーを減らそうとして植物性たんぱく質に偏ると、ビタミンB12やビタミンD、カルシウムなど動物性の食品に多い栄養素が不足します。鉄も、動物性に含まれる鉄のほうが効率的に体に取り込まれるため、どちらかに偏るのはおすすめしません。カルシウムの平均吸収率も牛乳約40％、小魚約30％、野菜約19％と、動物性と植物性で異なるためバランスを大切に！

今日はヘルシーな
魚料理にしよう
何を選べばいい？

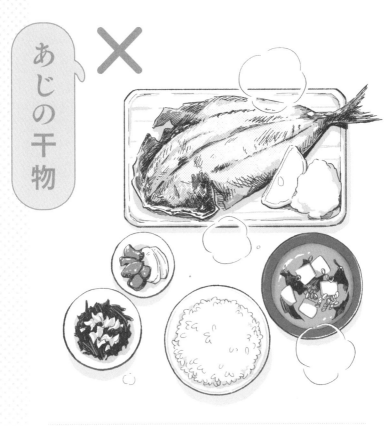

あじの干物　✕

紫外線や酸素にさらされた干物の脂質は酸化が進んでいる！　塩分が多いのもいただけない……

- 干物の油は酸化が進んでいる

- 青魚のオメガ3は、刺身から摂るのが一番

- 白身魚は高たんぱく低脂質で、胃腸にも優しい

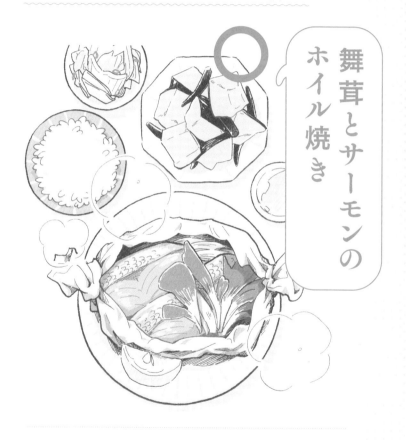

舞茸とサーモンの
ホイル焼き

サーモンはたんぱく質、ビタミン、新鮮なオメガ3オイルが一度に摂れる。しかも脂質は少なく塩分控えめ！

スーパーなどで入手しやすく、日持ちのする魚の干物。

自宅でストックするには生魚よりも便利だし、焼くだけで美味しく食べられるので、毎日欠かさず食べているという人も多いかもしれません。

そもそも干物は、魚肉の旨味を凝縮させるために、塩水につけてから天日や室内で乾燥し、余分な水分を抜いて作られています。

つまり、長時間酸素や紫外線にさらされて脂は酸化が進んだ状態。

脂は酸化が進むと、過酸化脂質という有害な物質が発生します。これは、できるだけ避けたいところ。青魚や鮭に含まれるオメガ3脂肪酸は、とくに酸化が進みやすいため、注意が必要です。

その点、新鮮な生のサーモンを調理して食べるサーモンのホイル焼きは、オメガ3などの体にいい油をとても良好な状態で摂ることができます。

オメガ3は刺身から摂るのが一番!

青魚や鮭に多く含まれるオメガ3は、生活習慣病や血栓の予防のほか、認知症の予防にも効果が期待されるDHAやEPAも含んでいます。

ただしオメガ3は熱に弱いため、できれば調理不要なお刺身を食べるのがベスト。焼き魚なら、アジやサンマなどの青魚を、

切り身ではなく一尾ごと焼くのがおすすめです。

　ちなみに干物にしてもDHAとEPAの含有量は変わりませんので、今まで干物をたくさん食べてきたという人もがっかりしすぎないでくださいね。

干物は塩分の摂りすぎにもつながる

　干物は塩で加工しているため、生魚よりも塩分濃度が高く、日常的に食べると塩分の過剰摂取につながる恐れがあります。

　塩分の摂りすぎが続くと、高血圧や心臓病など循環器系の病気のリスクが高まることがわかっているので要注意！

　日持ちさせるために塩をつけた塩鮭や塩サバも、干物と同様に塩分濃度が高め。魚を選ぶ際は、できるだけ加工されていない、新鮮な生魚を選ぶようにしましょう。

胃が疲れている日は、ヘルシーな白身魚がおすすめ

　ほかにも、スーパーで手軽に手に入る魚に、たらやひらめ、たいなどの白身魚があります。

　白身魚の栄養価は青魚と比べると少々劣るものの、高たんぱく低脂質で、とってもヘルシー。また消化しやすく、胃腸に負担をかけにくいというメリットもあります。疲れている日や胃腸の調子が悪い時に、白身魚は最適の食材なんです。

　スーパーで魚を選ぶ際は、旬の魚を選ぶこともポイント。旨味が強く、栄養価もアップするので、季節ごとの青魚や白身魚などいろいろな種類を楽しんでみてください。

ワインのおともに
キャロットラペを
作るなら？

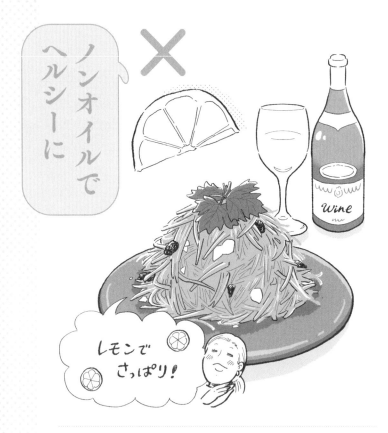

ノンオイルで
ヘルシーに

×

wine

レモンで
さっぱり！

にんじんに含まれるビタミンAは、脂溶性ビタミンなの
で、油と一緒に摂らないともったいない！

- ビタミンには、脂溶性と水溶性がある

- にんじんはオイルと一緒に調理する

- にんじんは皮をむかずに食べるのが◎

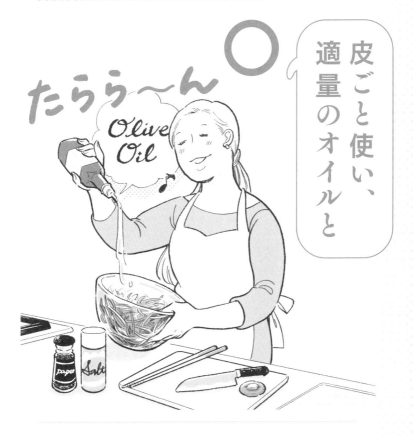

たらぅ～ん

Olive Oil

皮ごと使い、適量のオイルと

にんじんは皮にも栄養があるため、皮も一緒に食べるのが
おすすめ。オイルでビタミンの吸収もアップ

ビタミンAは油と摂らなきゃソン

野菜の中でも、抜群の栄養価を誇るにんじん。目のビタミンとも呼ばれるビタミンAが豊富で、抗酸化作用や皮膚や粘膜の保護などさまざまな健康効果があります。

スティックやサラダなど生のままノンオイルで食べるとヘルシーで体にいいと思いがちですが、じつはコレは間違い。

にんじんに含まれるビタミンAは、油と一緒に摂ることで吸収が促される脂溶性ビタミン。つまり、オリーブオイルやオイル系のドレッシング、炒め物をする際の油分と一緒に食べると吸収率が上がるのです。

ビタミンは水に溶け出しやすい

ビタミンには、油に溶ける脂溶性のほか、水に溶けやすい水溶性があります。

脂溶性ビタミンはおもに、ビタミンA、ビタミンD、ビタミンE、ビタミンKなど。

水溶性ビタミンには、ビタミンB_1、ビタミンB_2、ナイアシン、ビタミンB_6、ビタミンB_{12}、葉酸、パントテン酸、ビオチン、ビタミンCなどがあります。

気をつけたいのが、水溶性ビタミンが多い野菜の調理法。たとえば水溶性のビタミンCを含むキャベツは、切ったまま水にさらしておくと、断面からビタミンが溶けて出てしまいます。野菜は水につけると水分を吸収してシャキッとして新鮮になる

ように感じますが、水溶性ビタミンはどんどん逃げてしまうので気をつけて。できるだけさっと洗って、すぐに水から上げることが大切です。

また、水溶性ビタミンはゆでても流出するため、電子レンジで温めたり、蒸したりするほうがビタミンを残すことができます。野菜スープなどにして、水溶性ビタミンが溶け出したスープも一緒に飲むと、余さず栄養が摂り入れられます。

ちなみにコンビニのサラダやカット野菜は、新鮮なものよりもビタミンが減っていますが、食べないよりは食べたほうが◎。状況に応じてよりよい選択ができるように、栄養素の性質を簡単にでも頭に入れておきましょう！

栄養素は、サプリより自然の食材から摂ろう

あすけんのデータによると「不足しがちな栄養素」の代表的なものは、ビタミンA、食物繊維、カルシウム、鉄。

これらをサプリメントで補うのも有効ですが、まずは自然の食材から摂ることが基本。

自然の食材には、私たちが意識しているビタミンやミネラルという特定の栄養素のほかにも、さまざまな栄養素や成分が存在しています。私たちはその恩恵を受けながら、体の調子を整えて生きているのです。ですから、特定の栄養素のサプリメントを飲んでいるから大丈夫、と過信しすぎずに、サプリメントは不足分を補うものと考えましょう。

ビタミンAとカルシウムが摂れる、にんじんとヨーグルトのサラダなど、効率的なメニューをレパートリーに入れておくと便利です。

在宅ワークの
ランチに常備したい
買い置き食材は？

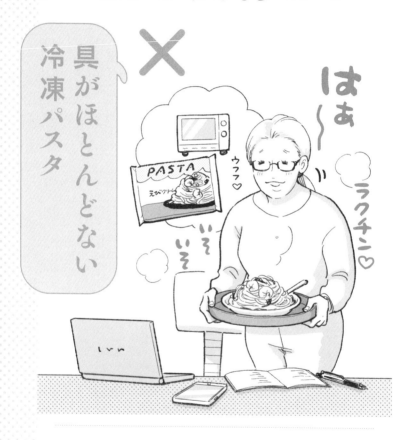

具がほとんどない
冷凍パスタ

×

はぁ〜

ラクチン♡

ウフフ♡

PASTA
えびクリーム

いそいそ

レトルト食品は調理要らずで便利だけど、具が少なめで
どうしても炭水化物に偏りがち……

- たんぱく質のちょい足しには缶詰や納豆、冷奴が便利
- ちょい足し食材は、調理要らずで食べられるものが◎
- 海藻の乾物や冷凍野菜、冷凍フルーツも優秀食材

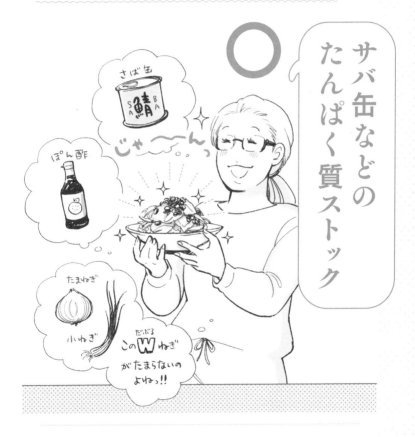

○

サバ缶などの
たんぱく質ストック

手軽にたんぱく質を摂れる青魚系の缶詰は優秀なストック食材。そのままでも、一品追加にも便利！

すぐに食べられるたんぱく質を常備

在宅ワークのランチでは、冷凍食品やコンビニごはんが大活躍！　でもレトルト食品は総じて具が少なめで、どうしても炭水化物に偏りがち。すると栄養不足や血糖値スパイクを招きかねません。

そこで活用したいのが、ちょい足し食材です。サバ缶やサンマ缶、ツナ缶といった青魚の缶詰は、高たんぱくで、オメガ3など体にいい脂質を手軽に摂れる、とっても優秀な栄養食です。ストックしやすく、そのまま食べられるのでおかずにもなるし、追加の一品としても最適。

缶詰のほかにも、納豆や小パックの冷奴をちょい足しするのもおすすめ。たんぱく質、食物繊維、ビタミン、ミネラルが一度に補給できて便利です。炭水化物に偏ったら、一品足せるように冷蔵庫に切らさずに置いておきましょう。

冷凍食品は、成分表示でカロリーをチェックして、肉や野菜、炭水化物がバランスよく入った商品を選んでみてください。

食物繊維やビタミン、ミネラルもちょい足しで補える

ちょい足し食材は、食物繊維の補給にも有効。もずく、めかぶ、カットわかめ、とろろ昆布など、海藻の乾物をサラダやスープに加えれば、食物繊維、ビタミン、ミネラルなど栄養価が大幅アップ。血糖値スパイクも防ぐことができます。

それすら面倒な日には、冷やしトマトにオリーブオイルをか

常時ストックしておくと便利な食材

── 冷蔵庫・冷凍庫に ──

- ■ **納豆**（毎日食べたい貴重なたんぱく源）
- ■ **豆腐**（冷奴なら調理なしですぐに食べられる）
- ■ **冷凍野菜**（ほうれん草・ブロッコリー・オクラ・インゲンなど野菜不足の日のちょい足しに便利）
- ■ **冷凍フルーツ**（ブルーベリーなどでビタミン補給）
- ■ **海藻のパック**（めかぶやもずくなどがあれば「もう一品」がすぐに用意できる）

── キッチンの引き出しに ──

- ■ **ツナ缶、サバ缶、イワシ缶など**（たんぱく質をストック）
- ■ **トマト缶**（ビタミンAを含有）
- ■ **オートミール**（食物繊維豊富な主食として）
- ■ **豆類の缶詰**（たんぱく源として。食物繊維も豊富。缶詰ならすぐに食べられる）
- ■ **切り干し大根**（水で戻すだけでサラダに。食物繊維やミネラルが豊富）
- ■ **海藻の乾物**（食物繊維やビタミン、ミネラルが摂れるカットわかめやとろろ昆布、海苔など）

けたり、もずくを足したりするだけで◎。すぐに食べられるものを冷蔵庫に常備して副菜に加えてみて。

　ブロッコリーやほうれん草など冷凍野菜の数々も万能。とくに肉入りカット野菜は、炒めたり蒸したりするだけでおかずになりますし、インスタントラーメンや冷凍パスタ、スープの具材にも活用できてとっても優秀。

　キウイやミックスベリーなどの冷凍フルーツも、食物繊維やビタミン、ミネラルの補給に最適です。冷凍されていても栄養分はほとんど壊れないとされるので安心してください。

【あすけんDATA】 サバ缶を使った料理の登録件数ランキングTOP3

1位 サバ缶カレー	**2**位 サバ缶とひじきの炊き込みごはん	**3**位 サバ缶パスタ

カレーにもパスタにも万能なサバ缶。常にストックしておくと便利ですね。

おすすめ商品は「これ！」②

ユーザーによって登録された喫食データの中から、あすけん所属の栄養士たちがヘルシーな市販食品を選出！

果物部門

王様のデーツ習慣／日興フーズ

健康と美容にいいおやつとして近年話題のスーパーフード、デーツ。干し柿のようなねっとりとした食感で甘みが強いのにカロリー控えめで低GIなのがうれしい。また栄養価の高さもポイントで、抗酸化作用のあるポリフェノールを含むほか不溶性食物繊維や鉄、カリウムも含有。ユーザーさんの間でも注目が高まっています（150g、オープン価格）。

野菜・海藻部門

ブロッコリーの新芽入り プレミアムサラダ／サラダコスモ

キャベツ、紫キャベツ、にんじんのサラダにブロッコリーの新芽をプラスした商品です。ブロッコリーの新芽は、抗酸化作用を持つ「スルフォラファン」により、さまざまな健康効果が期待されています。こうした効果を市販商品で手軽に取り入れられるのがうれしい。ダイエットに成功したあすけんユーザーさんたちの中でも注目度大（120g、106円）。

食事選びの悩みを解決

「こんな時、どうする!?」

ピンチの時こそ、食事の選択が大切！ 夜食やリセット食、体調がすぐれない日、疲れが溜まっている日など、リズムが崩れてしまった時の救済テクニックをご紹介！

終電で帰宅！
夕飯に選ぶなら？

A

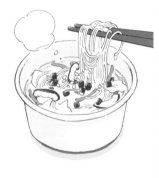

春雨スープ

B

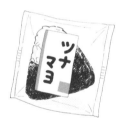

ツナマヨ
おにぎり

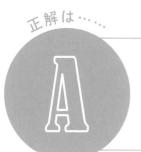

A

春雨スープ

深夜メシは、消化のスムーズな
糖質メインのメニューを選ぶべし

　食べ物が胃に滞在する時間は、平均して2〜4時間。

　ですから本来夕食は20〜21時までには終えたいところ。夕食が遅いと睡眠中も消化しなくてはならず、胃腸が働き続けるため睡眠の質も低下します。

　とはいえ、やむをえず遅くなってしまう場合もありますよね。そんな時は、できるだけ消化のいいメニューを選ぶことがポイント。

　糖質は三大栄養素の中でもっとも消化が早く、胃腸の負担が最小限で済みます。深夜は糖質中心のメニューをチョイスしましょう。

　一方、こってりとした肉料理や天ぷらなどの油が多い料理の消化は4〜5時間以上と長い時間がかかるため、避けるのが賢明です。

　ツナマヨおにぎりは脂質を含むため、糖質中心で低カロリーな春雨スープを選ぶのが正解。

　おにぎりを選ぶなら、たんぱく質や脂質が少ない梅干しや塩むすびがおすすめです。

どっち？

残業で夕食が
遅くなりそうな時は？

A

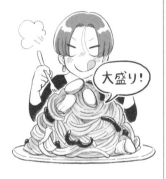

大盛り！

ランチを
多めに
食べておく！

B

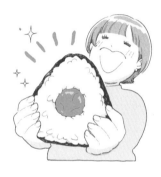

18時頃に
デスクで
おにぎり

正解は……

B 18時頃にデスクで おにぎり

食間が長時間空く場合は 主食を軽く先取り

　夕食が21時以降など遅くなりそうな日は、一旦18〜19時にお
にぎりやサンドイッチなどで夕食の主食を軽く先取りしておく
と、体への負担が軽減できます。

　食事の間隔が長時間空いて空腹が続くと、次の食事で血糖値
が急上昇→急降下する「血糖値スパイク」が起こりやすくなる
ためです。血糖が急上昇すると、血糖コントロールを行うイン
スリンホルモンが過剰に分泌され、肥満のリスクを高めます。

　また食間が空くと、強い空腹感でドカ食いしがち。するとカ
ロリーオーバーになり、消化に時間がかかるため胃腸にも負担
がかかって睡眠の質も低下、と悪循環を招くことに。

　当然、ランチを多めに食べておいても、時間がたてばお腹は
空きますので、単にカロリーオーバーになるだけです。

　先取りする際は、食物繊維も一緒に摂っておくと次の食事の
血糖値が上がりにくくなるセカンドミール効果が得られます。

　レタスなどの野菜が多く入ったサンドイッチや、食物繊維が
豊富なもち麦のおにぎりなどを選んでみてください。

爆食いした翌日 リセット食はどうする？

A

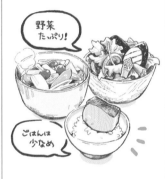

野菜
たっぷり！

ごはんは
少なめ

いつもの食事を少なめに

B

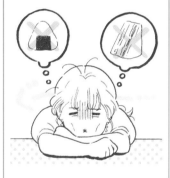

懺悔の断食

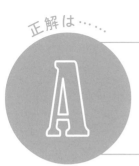

A いつもの食事を少なめに

断食や糖質制限は
かえって代謝の低下を招くためNG!

　飲み会や会食で食べすぎてしまったら、翌日はできるだけ低カロリーに抑えたいもの。しかし、断食などで極端に食事量を減らすと、体温が下がって日中の代謝も低下します。食事をした後には体が温かくなりますよね。それは食事から摂った栄養素を分解・吸収する時に体内でエネルギーを発しているからなんです。食べることで体温が上がるのは、この「食事誘発性熱産生（DIT）」のおかげ。

　覚えておいてほしいのは、食べすぎても1日だけならリセットできるということ。暴飲暴食は続かなければいいのです。

　ですから食事量は減らさず、野菜の量を増やすなどしてゆるやかにカロリーを抑えるのが正解。無理をして断食をすると日中ぼーっとしたり、仕事に集中できなかったりと、いいことはありません。

　ランチでは外食を控えて手作り弁当を持参したり、野菜料理や豆腐料理など、食べても罪悪感が少ないヘルシーな食材を中心に、カロリー調整しやすい冷凍パスタや冷凍チャーハンを取り入れたりなど、楽な方法でカロリー調節を行いましょう。

どっち？

お腹が空かない
でも、食事の時間だ……

A

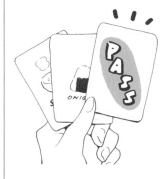

食べずに
スキップ

B

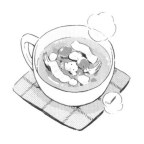

スープでも
飲む

スープでも飲む

食べれば体が目覚めて
不調も改善される

「前日の暴飲暴食で胃もたれしている」「体が不調で食欲が湧かない」という時、皆さんはどうしていますか？

じつは食欲不振に任せて食事をスキップすることが続くと、体に想像以上のデメリットが生じてしまうため、注意しなくてはいけません。

そもそも食事には、1日の活動に必要なカロリーや栄養素を摂る目的以外にも、体温を上げて脳や体を活動モードにしたり、体内時計を調節したりと、さまざまな働きがあります。

とくに朝食は、毎日生じる体内時計のズレをリセットして、体を目覚めさせる大切なチャンス。

朝から食事を抜いてしまうと、体温が上がらず代謝が低下し、体内時計のリズムや自律神経のバランスも乱れ、不調をますます悪化させる結果になりかねません。

お腹が空かない時でも、何かしら胃腸に入れることで体が目覚めて動き出し、少しずつ食欲も回復してくるはず。スープやフルーツなど、食べやすくて消化のいいメニューを選んでみてください。

どっち？

野菜不足だけど
料理するのは面倒……

A

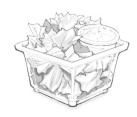

レタスサラダ

B

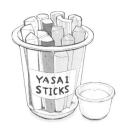

野菜スティック

B 野菜スティック

野菜の補給は緑黄色野菜で
見分け方は、カラフルさ

　外食が続いて野菜が不足しているなと思ったら、スーパーやコンビニでサラダを手に取る人は多いと思います。しかし、レタスばかりのコンビニサラダは、淡色野菜中心のためビタミンを十分に摂取できません。

　ですからコンビニでは、カラフルな緑黄色野菜が入った栄養価の高い野菜メニューをチョイスして。にんじんが入った野菜スティックやミニトマトのパックはおすすめ！

　食べる際はマヨネーズやドレッシングは少量付けたほうがベター。にんじんのビタミンAやトマトのリコピンは、油に溶ける脂溶性ビタミンなので、油と一緒に摂ることで栄養の吸収がスムーズになります。ただし、つけすぎは脂質の摂りすぎになるので、付属のドレッシングなら半量程度を心がけましょう。

　また、サラダでもブロッコリーやサラダほうれん草が入っているものは栄養価が高まるので、積極的に選んで。

　緑黄色野菜の見分け方は、色が濃く、切っても中まで色があるもの。できるだけカラフルで色鮮やかなサラダを選ぶ、と覚えておきましょう。

最近疲れ気味……
スタミナをつけたい！

A

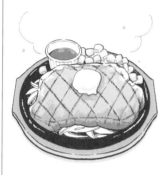

牛ステーキ

B

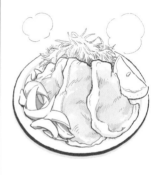

豚肉の
生姜焼き

B 豚肉の生姜焼き

疲れを取るなら
豚肉のビタミンB₁が最強!

　体が疲れている時は、焼肉屋やステーキ屋で牛肉を食べるとスタミナがついて、元気になりそうな気がしますよね。

　しかし、疲労回復に欠かせないビタミンB₁は、牛肉よりも豚肉に多く含まれています。ビタミンB₁は、糖質をエネルギーに変換するのを助ける栄養素。不足すると効率的にエネルギーに変えることができないため、疲労感や倦怠感を感じやすくなります。

　とくに、豚肉のヒレやモモなど脂質の少ない赤身部位に多く含まれています。

　豚肉メニューの中では、生姜焼きが疲労回復に最適。生姜焼きに入っている玉ねぎには、アリシンという成分が多く含まれ、豚肉と一緒に食べることでビタミンB₁の吸収を高めてくれるのです。

　また生姜に含まれるジンゲロールにも、体を温めて胃腸を整える働きがあります。生姜焼きの付け合わせの定番であるキャベツにも疲労回復を助けるビタミンCが豊富。とても相性のよい組み合わせです。

何日も便秘で……
なんとかするには？

A

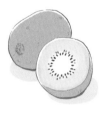

キウイ

B

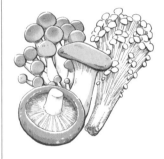

きのこ

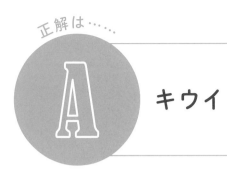

A キウイ

食事で不足しがちな
水溶性食物繊維を増やそう

　便秘の解消に、食物繊維の摂取は正解。ただし食物繊維には、不溶性と水溶性の2種類があり、両方をバランスよく摂るのが大切です。

　不溶性食物繊維には水に溶けずに便のかさを増やして押し出す働きがあり、水溶性食物繊維は便を柔らかくして排出しやすくする働きを持っています。もし不溶性に偏ると、便が硬くなって排出されにくくなることもあるので注意を。

　とくに食材には不溶性食物繊維が多く含まれるので、水溶性食物繊維が多い果物、豆類、海藻、ごぼう、アボカドなどを増やすことを心がけてください。

　きのこも食物繊維が豊富なので積極的に摂ってほしい食材ではありますが、大腸のぜん動運動は朝がもっとも活発になるため、手軽に食べられるキウイなら朝食に取り入れやすく便秘解消にもってこい。キウイのほかにもオレンジなどの柑橘類、りんごなどもおすすめです。キウイと一緒に、腸内環境を整える乳酸菌が豊富なヨーグルトや、腸内細菌のエサになるオリゴ糖を含むはちみつを食べると、より効果的ですよ！

どっち?

ダイエット中の食事選びの基本は?

A

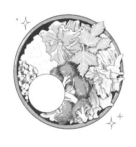

サラダ中心で
カロリーオフ

B

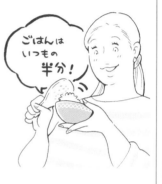

ごはんは
いつもの
半分!

3食食べて
夕食の
ごはん半分

3食食べて
夕食のごはん半分

朝と昼はいつも通り
夜の炭水化物を半分に

　あすけんで行った調査研究では、夕食の炭水化物を減らすと体重が落ちることがわかっています。ここで重要なのが「夕食」というワード。朝や昼は、代謝が上がって活動量も増えるので、ある程度カロリーを摂っても消費できます。

　逆に夜は朝や昼よりも活動量が減ることに加えて、インスリンの効きが悪くなるため、食後の血糖値が高い状態が続きやすいことがわかっています。

　血糖が高い状態が続くと余分な糖が体脂肪として蓄積されてしまうことに。夕食の主食は半分程度まで減らして、夜は糖質少な目がダイエットにはいいのです。

　3食とも野菜中心の食事に切り替えるなど、糖質やたんぱく質の摂取量を大幅に減らすような食事が続くと、筋肉の分解が進んで基礎代謝が下がり、かえってやせにくい体になってしまうので要注意。

　無闇に糖質制限するのではなく、長い目で見て徐々にやせやすい体に変えていく意識を持つことが成功の秘訣です。

季節の変わり目 肌が荒れてつらい……

A

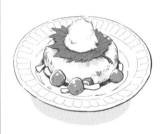

豆腐
ハンバーグ

B

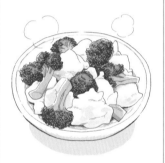

鶏肉と
ブロッコリー
炒め

正解は……

B

鶏肉と
ブロッコリー炒め

コラーゲンを増やすには
たんぱく質とビタミンCが必須

　温度や湿度が大きく変化する季節の変わり目は、肌の水分量も変化して肌荒れを起こしやすくなります。そんな時期、お肌の救世主になってくれるのが、たんぱく質です。たんぱく質は体内で真皮層のコラーゲンとなって水分を保持し、肌のハリ、弾力を生み出します。このコラーゲンの生成には、たんぱく質＋ビタミンCが必要不可欠。いくらたんぱく質を摂っても、ビタミンCが不足すると、コラーゲンを生成できません。

　鶏肉とブロッコリー炒めは、鶏肉のたんぱく質とブロッコリーのビタミンCを同時に摂れる、美肌メニューです。

　でも、手羽先などからコラーゲンそのものを摂っているから関係ないと思った人。確かに以前は、コラーゲンを摂ることで直接肌のコラーゲンになるといわれていました。しかし今は、コラーゲンを摂っても一度体内でアミノ酸に分解され、再合成されてコラーゲンになるというのが通説になっています。

　つまり、合成に必要なビタミンCは欠かせないということ。たんぱく質とビタミンCをセットで摂れるレシピを増やしておくと便利です。

最近、貧血っぽい 食事でもケアしたい!

A

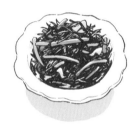

ひじきの煮物

B

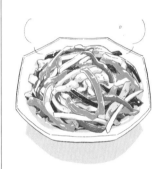

青椒肉絲

正解は……

B 青椒肉絲

ヘム鉄の多い赤身肉と一緒に
パプリカやブロッコリーを

　鉄には、ヘム鉄と非ヘム鉄の2種類があり、吸収効率が高いのはたんぱく質と結合したヘム鉄です。食事から補う場合は、ヘム鉄が多く含まれる動物性食品を食べるのがコツ。赤身肉やレバー、色の濃い肉に豊富です。

　鉄の補給といえばひじきのイメージが定着していますが、それは昔ひじきを鉄鍋で煮ていたことに由来しています。ひじきそのものの鉄の量は、じつはそこまで多くありません。

　また鉄は、ビタミンCによって吸収効率がアップします。ヘム鉄の多い牛肉とビタミンCが豊富なパプリカを一緒に摂れる青椒肉絲は、貧血改善にもってこい。

　ビタミンCは熱に弱い性質がありますが、厚い果肉を持つパプリカは栄養素が壊れにくく、加熱調理向きの食材です。柑橘系果物に多いイメージですが、パプリカやブロッコリーなどの野菜にも豊富。

　牛肉とブロッコリーの炒め物も補給には最適です。鉄の不足は頭痛や疲れ、貧血などの症状を招くため、食事からも積極的な補給を！

おすすめ商品は「これ！」③

ユーザーによって登録された喫食データの中から、あすけん所属の栄養士たちがヘルシーな市販食品を選出！

シリアル部門

オールブラン ブランリッチ ほっとひといきショコラ ／日本ケロッグ

１食分（40g）あたり食物繊維が8g含まれた小麦ブランのシリアルです。ブランとは、小麦の外側の皮、ふすまのこと。小麦ブランには発酵性食物繊維であるアラビノキシランが含まれており、これが善玉菌を増やし、腸内環境を改善すると言われています。甘すぎないチョコレート味でブランが苦手な人でも食べやすいはず！（220g、オープン価格）。

ヨーグルト部門

BifiXヨーグルト プレーン 砂糖不使用／江崎グリコ

100gあたり5gのたんぱく質が摂れるところ、そして水溶性食物繊維のイヌリンが配合されているのもポイント。食物繊維は善玉菌のエサになるほか、血糖値の上昇をゆるやかにするとされているので、脂肪をため込みにくくなり、ダイエットにうれしい効果が期待できます。イヌリンはダイエッターの皆さんの中でも注目の成分ですね（375g、222円）。

part 4

お酒にはこれを選ぶが勝ち

お酒と一言でいっても、種類や飲み方、おつまみの選択で体への負担は大きく変わります。太りにくいお酒選び、二日酔い予防、肝臓サポートなど、使えるテクニックが満載。

今夜は飲み会！存分に飲む＆食べるその前の準備は？

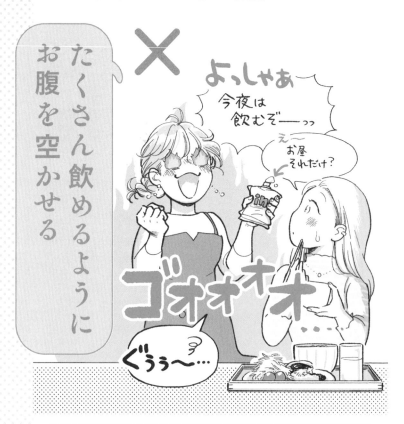

たくさん飲めるようにお腹を空かせる ✕

よっしゃぁ 今夜は飲むぞーっっ

え〜お昼それだけ？

ゴォォォォ

ぐぅぅ〜…

空腹でお酒を飲むとアルコールの吸収率が高くなって酔いが回りやすくなり、飲みすぎや悪酔いを招く

- 乳製品はアルコール吸収をゆっくりにしてくれる

- ドカ食い対策には、セカンドミール効果を活用

- おつまみは肝臓を助ける、枝豆や冷奴が最強

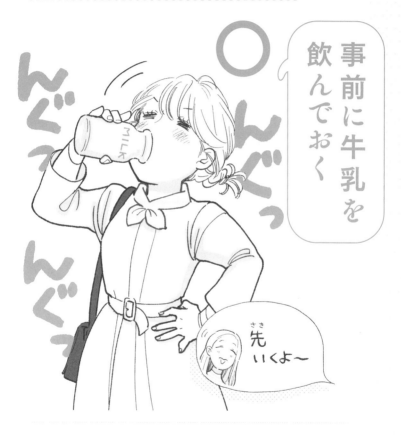

事前に牛乳を飲んでおく

先いくよ〜

飲む前に乳製品を摂ると、アルコールの吸収がゆっくりになり、酔いにくくなる

飲む前にクイっと牛乳を1杯

牛乳やヨーグルトなどの乳製品は、胃の粘膜を守るので胃でのアルコール吸収を遅らせてくれます。逆に空腹でお酒を飲むと、アルコールの吸収が早くなり、悪酔いしやすいので注意して。どこでも手軽に手に入る牛乳やヨーグルトドリンクを飲み会前に飲んで小腹を満たしておくといいでしょう。

さらに乳製品に豊富なたんぱく質（アミノ酸）には、肝臓のアルコール代謝を助ける作用もあるんです。そもそもアルコールは、体内に入ると胃から20％、小腸から80％が吸収されて、肝臓で代謝されます。この時にアセトアルデヒドという毒素が生まれ、それがさらに酵素によって分解されます。ここで分解が追いつかないとアセトアルデヒドが体内に停滞し、悪酔いや二日酔いを引き起こすのです。

とくに日本人は欧米人に比べてアセトアルデヒドを分解する酵素が少ないと言われています。お酒で顔がすぐ赤くなる人は、とくに分解能力が低い傾向にあるので事前の準備をしておきましょう。

アルコール代謝を助ける栄養素を補給しよう

飲み会中にもたんぱく質を摂ると、アミノ酸が肝臓でのアルコール分解をサポートしてくれます。ビタミンB_1、ナイアシン、亜鉛もアルコール代謝を助けるので、おつまみの定番、枝豆や冷奴はぜひ注文を。

アルコール分解を助ける栄養素

アミノ酸／ビタミンB₁／ナイアシン／亜鉛

いっしょに摂るとよい食材

鶏肉	枝豆	牡蠣
アミノ酸 ナイアシン	アミノ酸 ナイアシン ビタミンB₁	亜鉛 アミノ酸

チーズ	豆腐	きのこ
亜鉛 アミノ酸	ビタミンB₁ アミノ酸	ナイアシン

　また、水分をたくさん摂ることも大切。お酒を2杯飲んだら水や烏龍茶を、日本酒のように度数が高いお酒の時はチェイサーをオーダーして水分補給しましょう。

　さらにお酒を飲むと満腹中枢が麻痺して食べすぎになりがち。飲み会前に、食物繊維が豊富な野菜ジュースやファイバー飲料を飲んで、食後の血糖値を上がりにくくするセカンドミール効果を狙うのも有効な対策です。

　大前提として、お酒の飲みすぎは体に大きな負担をかけます。一般的には1時間で分解できるアルコールの量は、「体重×0.1g程度」とされています。個人差はありますが、缶ビール1本分のアルコールを代謝するのに平均4〜5時間もかかるのです。大量に飲めば肝臓は朝まで活動し続けて大きな負担がかかることに。お酒はほどほどにしましょう！

とりあえず、ビール
さて、2杯目は
何をオーダーする？

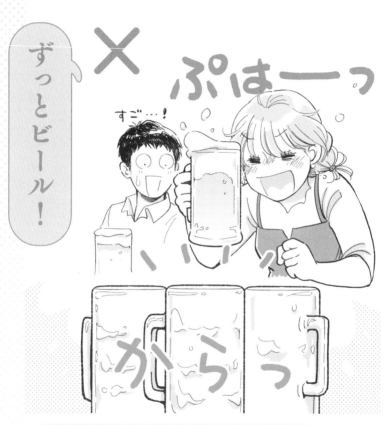

ずっとビール！

×

ぷはーっ

すご…！

からっ

ビールは醸造酒の中でも糖質量が多く、飲みすぎるとカロリーオーバーも！

- 太りにくいのは、焼酎やウイスキーなどの蒸留酒

- 梅酒やカクテルなど、甘くて飲みやすい混成酒に注意

- 注意するべきは、糖質量より肝臓への負担

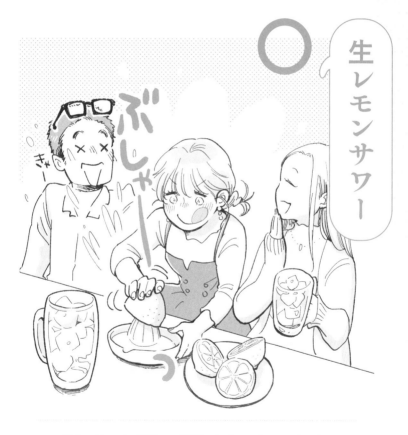

低カロリーで、悪酔いの原因になるアセトアルデヒドの
分解を促すビタミンCも一緒に摂れる！

醸造酒より蒸留酒がおすすめな理由

ビールは、ワインや日本酒と同じ醸造酒に分類されます。醸造酒とは、米や麦などの穀物や果物を酵母で発酵したもの。

この醸造酒の中でも、ビールは糖質量が多くなります。

お酒は製造方法によって醸造酒、蒸留酒、混成酒と種類が分かれ、含まれる糖質量も異なります。糖質の少ない順に並べると、蒸留酒→醸造酒→混成酒となります。もっとも糖質が少ない蒸留酒は、醸造酒を加熱してできる気体を集めたお酒で焼酎、ウイスキー、ジン、ウォッカ、ブランデーなど。ただし、アルコール度数は3種の中で一番高くなります。

というわけで2杯目以降は、ヘルシーな蒸留酒を割って薄めたものを選ぶのが正解！焼酎やウイスキーをノンシュガー飲料で割った、ウーロンハイやハイボールなどのお酒は糖質量も少なく、比較的安心して楽しむことができます。また生レモンサワーや生グレープフルーツサワーは、アセトアルデヒド（アルコールの代謝過程で生まれる毒素）の分解を促すビタミンCも一緒に摂れるので一石二鳥です。割る物を工夫して、上手に楽しみましょう。

甘く飲みやすいカクテルは、飲みすぎの危険が！

3つ目の混成酒は、醸造酒や蒸留酒に果物や砂糖を加えたお酒で、梅酒をはじめとした果実酒やカクテルリキュール、薬酒などがあります。

果実酒やカクテルは飲みやすく酔いにくいので、つい飲みすぎてしまいます。ですが混成酒は糖質量がもっとも多く、カロリーオーバーの危険が。

　また、梅酒は8〜15度、カシスリキュールは15〜20度と、アルコール度数も意外と高め。肝臓への負担も少なくないので、何杯も飲むのはあまりおすすめはできません。甘いお酒はジュースのように飲んでしまいがちなので要注意。

1〜2杯なら糖質量に神経質になる必要はなし

　ここまでお酒の糖質量について紹介しましたが、肝臓では糖質やたんぱく質、脂質の代謝よりも、アルコールの解毒作業が優先して行われるため、適量であればそれ自体で太ることはほとんどありません。

　1〜2杯なら、糖質に対してそこまで神経質になる必要はないでしょう。

　どちらかというと、お酒のお供のおつまみのほうが肥満の原因に。ビールに合うおつまみは、ピザやポテトフライ、から揚げなどこってりとしたものが多い上に、酔っぱらうと食べた量もわからなくなりがちです。おつまみを控えてカロリーオフをしたとしても、アルコールの摂りすぎは肝臓に負担をかけます。脂肪肝や肝炎、肝硬変などの重大な病気のリスクも高めてしまうため、お酒が好きな人は飲酒量のコントロールを心がけて！

【あすけんDATA】お酒の登録件数ランキングTOP3

1位 ビール　**2**位 ハイボール　**3**位 グラスワイン（赤）

蒸留酒のハイボール、抗酸化作用の赤ワインからは健康への意識も垣間見える！

最初のドリンクと一緒に頼むスピードおつまみは

○

旨ダレキャベツ

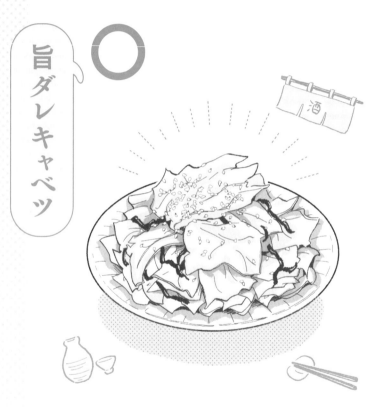

キャベツの消化酵素は、肝臓や胃腸をいたわってくれるけど、特別な有効成分はなし……

- 肝臓をサポートするたんぱく質とビタミンB₁を摂ろう
- 枝豆、冷奴、納豆、豚肉、レバーがあればオーダー！
- お酒をよく飲む人はナイアシンと亜鉛が不足しがち

ど定番の枝豆

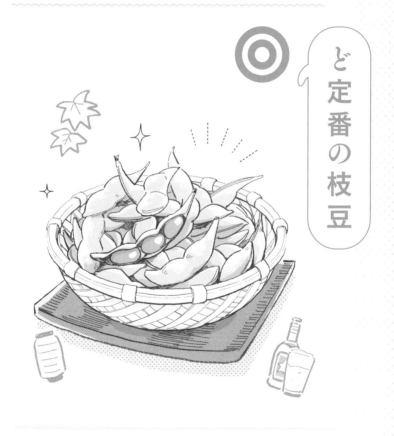

アルコールの代謝に必要な栄養素を効率よく摂れる優秀なおつまみ！　必ずメニューにあるのも◎

お通しの定番、枝豆。じつは枝豆には、居酒屋メニューのスタメンになる正当な理由があったんです。

それはアルコールの代謝に必要な「たんぱく質」と「ビタミンB$_1$」が豊富に含まれているから。お酒と一緒に枝豆を食べると、肝臓の働きが助けられてアルコールの分解がスムーズになるのです。

ビタミンB$_1$は摂り溜めができないため、お酒と一緒におつまみから摂ることがポイント。体内でビタミンB$_1$が不足すると、アルコールの分解が遅れて毒素のアセトアルデヒドが体内に滞留しやすくなります。

このアセトアルデヒドの滞留こそが、二日酔いを引き起こしてしまうため、おつまみのチョイスはとても大切！

枝豆と同じく、おつまみの定番である冷奴もたんぱく質やビタミンB$_1$が豊富で、肝臓のアルコール代謝をサポートしてくれます。

たんぱく質とビタミンB$_1$がアルコール分解を助ける

そのほか、たんぱく質とビタミンB$_1$の補給には、納豆、豚肉、レバーなどの食材が最適。豚肉キムチ炒めやレバーの焼き鳥、納豆オムレツなどは定番のメニューなので、ぜひオーダーしてみましょう。

ちなみにキャベツも、おつまみとして悪いわけではありませ

ん。先にキャベツをオーダーすることで食べすぎを防いでくれます。しかしアルコール代謝をより強力にサポートする意味では、枝豆に軍配が上がります。

また、豚肉と卵を使ったゴーヤチャンプルーもおつまみに最適。豚肉のたんぱく質とゴーヤのビタミンCを同時に摂れる最強メニューです。

ナイアシンや亜鉛も補給しよう

アルコールの代謝を助けるには、ナイアシンや亜鉛の補給も有効です。ナイアシンはアルコールを分解する酵素の材料になるため、お酒をたくさん飲む人は消費が激しく、都度補給を心がける必要があります。

ナイアシンが豊富な食材は、肉や魚、きのこ類など。メニューでは、蒸し鶏やささみ、カツオのたたき、めざし、きのこのソテーなどがおすすめです。

亜鉛は、アルコールの分解酵素の働きを助けるミネラル。お酒をよく飲む人は、尿中に排出されやすいためおつまみで補うのがよいでしょう。おもにチーズ、牡蠣、厚焼き玉子、レバーの焼き鳥などに豊富に含まれているので、メニューにあれば選んでみてください。

注意したいのが、亜鉛不足を心配してサプリメントに頼り、過剰に摂取してしまうこと。

ベジタリアンではなく、普段から肉や魚を食べているのであれば極端に不足を心配する必要はありません。亜鉛を摂りすぎると食欲不振や貧血を招く恐れがあります。過剰摂取を防ぐためにも、できるだけ食品から摂るように心がけましょう。

明日の飲み会は
私が幹事
お店はどうしよう?

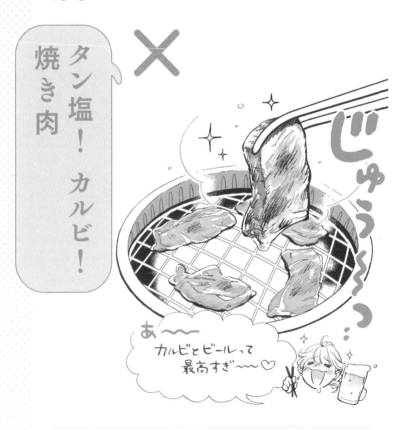

焼き肉
タン塩! カルビ!

×

じゅうぅっ?

あ〜〜〜
カルビとビールって
最高すぎ〜〜〜♡

牛肉メインの焼き肉は、脂質を摂りすぎる傾向が。とく
にカルビなどサシの多い部位には要注意!

- 鶏肉にはアルコールの代謝に必要な栄養素が豊富

- 脂質の少ない部位を選ぶのがコツ

- 調理でも脂質の摂取量は減らせる

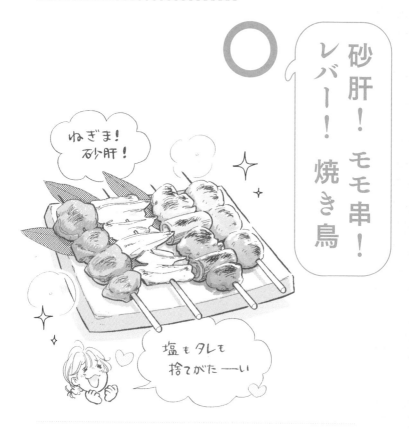

鶏肉はヘルシーで、アルコール代謝も助けてくれるため、
飲み会には最適!

居酒屋の定番 焼き鳥は正しい！

牛肉メインの焼き肉と、鶏肉オンリーの焼き鳥ならば、圧倒的に焼き鳥に軍配が！　鶏肉にはアルコールの代謝に必要なナイアシンが豊富に含まれていて、肝臓の働きを強力にサポートしてくれます。

一方焼き肉は、鶏肉に比べて脂質が多く、アルコール代謝をサポートする栄養面でも劣ります。ただし焼肉でも、ビタミンB_1が豊富な豚肉は◎。ポイントは、牛よりも鶏や豚を選ぶということ。

では、焼き鳥で選ぶべき種類は？　亜鉛が豊富なレバーや、ナイアシンが多いささみやムネは、ヘルシーで肝臓のサポートに最適。多少脂質が多いものの、モモも栄養面では劣りません。

避けたいのは、つくね。皮ごとミンチするので焼き鳥の中では脂質が高めです。

またお肉の脂質量は、部位ごとでも大きく変わります。

豚肉ではヒレが低脂質で、バラよりも脂質量86％カット、ロースより74％カットできます。鶏肉はささみであれば、モモ肉より90％カット。

牛肉も、ヒレならサーロインに比べて脂質を80％カットできるので、部位ごとの脂質を意識しながら選べば、脂質はぐんと減らすことが可能です。

脂質量が高い順に並べると、牛は、バラ＞サーロイン＞肩ロース＞ランプ＞リブロース＞モモ＞ヒレ。

豚肉はバラ＞ロース＞ひき肉＞モモ＞ヒレ。鶏肉は、モモ肉

＞ムネ＞ささみの順。覚えておくと便利です。

脂身や皮を取り除けば、脂質量を減らせる

　自分で調理する際は、脂身を取り除くことで脂質量を大幅に
カットできます。たとえば110gの豚ロースは外側の脂身20gを
取り除くだけで、44％も脂質をカットすることができます。
　また鶏肉は、脂質が集中する皮部分を取り除くのがコツ。
250gの鶏モモ肉は皮を除去するだけで、およそ46％の脂質を
カットできます。

調理では、余分な脂肪を落とす工夫を

　加熱調理でも脂質量をカットできます。ゆでれば余分な脂肪
が落とせますし、煮込めば煮汁に脂が溶け出てきます。焼き網
を使って脂肪を落とすのも有効。
　フライパンで焼く場合は、調理油を使わずに低温でじっくり
焼くと、脂肪が溶け出てきます。
　調理油を使う場合は、せっかくなのでオリーブオイルなど体
にいい油を選びましょう。悪玉コレステロールを減らすオメガ
９のオレイン酸が豊富です。
　何よりお肉は、体を作る源となるたんぱく質が豊富で、吸収
率も優れているので、健康長寿に欠かせない食材です。
　種類や部位を選んだり、調理法を工夫したりして、賢く脂肪
をカットしながら積極的に肉類を食生活に取り入れていきまし
ょう。

飲みすぎた翌朝
案の定、二日酔い
朝ごはんは？

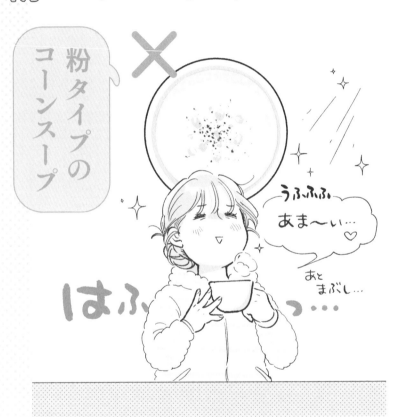

粉タイプの
コーンスープ

×

うふふふ
あま〜い…♡

あと
まぶし…

はふ　っ…

普段の朝食としてならコーンスープもあり。でも、アルコールの分解の後押しはしてくれない

- しじみやあさりは、二日酔いに効く有効成分が豊富！

- 消化がよく、たんぱく質やビタミンが多い食事を

- お酒をずっと楽しみたいなら休肝日を

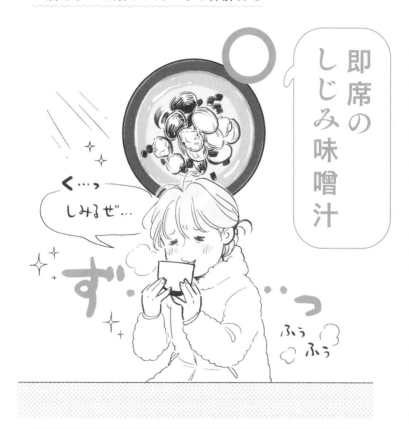

即席の
しじみ味噌汁

く…っ
しみるぜ…

ず

…っ

ふぅ
ふぅ

しじみは、アルコール代謝をサポートする有効成分が摂
れる。汁まで飲めるのも◎

アルコール分解を助けるタウリン

「二日酔いにしじみの味噌汁が効く」というのは昔からの知恵。しじみやあさりに含まれるタウリンやオルニチンは、アルコール分解を助け、肝臓の代謝をサポートします。

オルニチンは水溶性なので、味噌汁のような汁ごと飲めるメニューが最適。コンビニのインスタント味噌汁も便利です。

二日酔いで迎え酒をすると元気になると感じる人もいるようですが、肝臓や胃腸には大きな負担になるため、NG！

二日酔いの緩和には、水分補給も欠かせません。アルコールの分解には大量の水分が使われるので、お酒を飲んだ翌朝は脱水状態です。水をしっかりと飲むようにしましょう。スポーツドリンクなら、ミネラルも補給できるので活用してもよいでしょう。

また、二日酔いの日はお粥やうどんなど消化にいいメニューを。豆腐料理や野菜を煮込んだスープ、大根おろしなども消化がよいのでおすすめです。アルコールは胃の粘膜を守るバリア機能を壊し、胃腸の働きを低下させるので、消化しにくい繊維質や刺激物は避けましょう。消化を助けるビタミンUはキャベツ、ブロッコリー、アスパラガスに多く、消化酵素ジアスターゼは大根やかぶに含まれていますよ。

お酒をずっと楽しみたいなら肝臓にもお休みを！

とくにお酒が大好きで、毎日たくさんのお酒を飲むのであれ

「お酒の適量の目安」ってどのくらい？

ビール（5%）	日本酒	ワイン
ロング缶1本 **500**㎖	1合 **180**㎖	グラス2杯弱 **200**㎖

チューハイ（7%）	焼酎（25度）	ウイスキー
缶1本 **350**㎖	グラス1/2杯 **100**㎖	ダブル1杯 **60**㎖

ば、せめて週1回は肝臓を休ませてあげてください。理想は週2日ですが1日からでもOK。適量で楽しんでいる場合も休肝日を設けることで肝機能を正常に保つことができます。最近ではノンアルコールビールも種類が豊富になったので、活用してみるといでしょう。

　ここでいう適量とは、500mlの缶ビール1本程度。ワインなら2杯前後、日本酒は1合、ウイスキーはダブル1杯です。

　アルコールの代謝は個人差はありますが、ビール1本に3〜5時間かかるため、飲酒は寝る2時間前からは控えて。飲むなら代謝に必要な栄養を一緒に摂れる夕食時がベストです。リラックス効果のあるお酒は心の嗜好品。お酒を飲むことでコミュニケーションが活発になったり、ストレスが発散できたりとメリットもあります。適量を守って調整しながらうまくお酒と付き合いましょう。

おすすめ商品は「これ!」④

ユーザーによって登録された喫食データの中から、あすけん所属の栄養士たちがヘルシーな市販食品を選出!

主菜・肉部門

むねから®／ニチレイ

から揚げ＝ダイエットでは避けたい主菜、という世間の常識を覆す商品です。一般的なから揚げと比べると、カロリー30％オフ、脂質45％オフのヘルシーさでSNSでも注目度が高い商品となりました。冷凍食品なのでお弁当のおかずとしてはもちろん、家でのランチや夕食などで主菜が少し足りない…という時にも便利です（400g、オープン価格）。

主菜・魚部門

フィッシュソーセージ 5本束／丸大食品

子どもの補食としておなじみの魚肉ソーセージは、大人が食べるおやつとしてもぴったりです。たんぱく質を摂取できるのはもちろん、日々の食事で不足しがちなカルシウムを補えるのがうれしいポイント。家族みんなで楽しめるおやつとしてストックしておきたい人気の品です（60g×5本、602円）。

part

5

おやつには
これを選ぶが勝ち

ダイエット中におやつは禁物!? そんなことはありません。賢く選べば、おやつも美と健康をサポートしてくれます。選び方のコツをつかんで、今日からおやつを味方につけて。

今日のごほうび！カフェでケーキを選ぶなら？

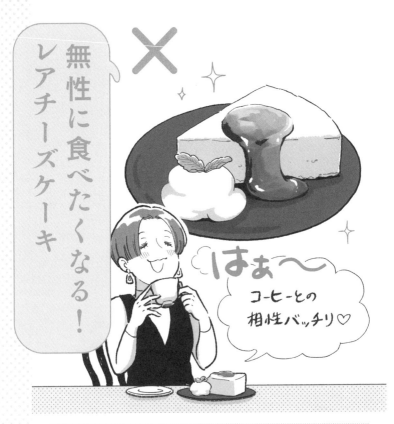

無性に食べたくなる！
レアチーズケーキ

×

はぁ～

コーヒーとの
相性バッチリ♡

乳製品をたっぷり使ったレアチーズケーキは、動脈硬化のリスクを高める飽和脂肪酸がとても多い！

- ごほうびケーキは本当に食べたいものを選ぶ

- 生活習慣病を招く飽和脂肪酸は控えめにしたい！

- 週に1回、適量食べる程度なら気にしすぎないで◎

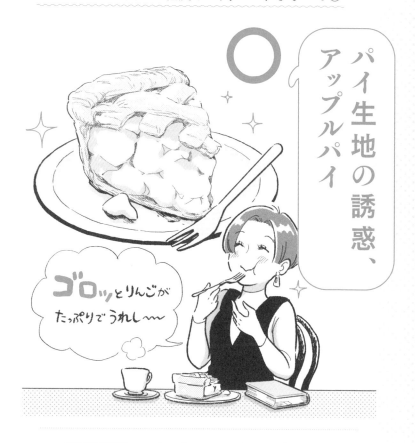

パイ生地の誘惑、アップルパイ

○

ゴロッとりんごが
たっぷりでうれし〜〜

飽和脂肪酸はレアチーズケーキの3分の1程度。りんごの食物繊維も摂れる

おやつは飽和脂肪酸の量でチョイス◎

日常の中で、ほっと一息つきたい時や、リフレッシュに役立つおやつ。ダイエット中でも上手に取り入れれば、ケーキだって食べてもOKです。

間食にケーキなどの洋生菓子や洋菓子を選ぶ際に意識したいのが、飽和脂肪酸の含有量。悪玉コレステロールを増やし、動脈硬化のリスクを高める飽和脂肪酸は、乳製品・肉などの動物性脂肪に多く含まれています。

一見、ヘルシーそうなレアチーズケーキでも、生クリームやチーズ、バターなどを使っているものも多く、飽和脂肪酸の摂りすぎになってしまう場合も。

一方で、アップルパイの飽和脂肪酸含有量はレアチーズケーキの3分の1程度。りんごの食物繊維も摂れるのはうれしいポイントです。表にあるように、ケーキ類ではレアチーズケーキが断トツですが、そのほか、間食に選びがちなお菓子類ではミルクチョコレートやソフトビスケット、リーフパイなどに多いと覚えておきましょう。

とはいえ、ごほうびは本当に食べたいものを選ばなくては意味がありません。週に1回、適量を食べる程度なら、神経質になりすぎなくてOK！　ごほうびスイーツを食べた日は、炭水化物・脂質を摂りすぎてしまっているはずなので、翌日以降の食事で摂取カロリーを調整しましょう。心の栄養を摂った後は、基本に立ち返って、3食きちんと食事をする、間食は200kcal以内にして、15時頃までに食べるよう心がけてみて

飽和脂肪酸を控えるポイント

① 材料にバターやチーズなどがたっぷり入っていないものを選ぶ

② 油で揚げていないものを選ぶ

③ ゼリーやプリンなど水分が多いものを選ぶ

スイーツの飽和脂肪酸の含有量（100gあたり）

チョコレート	**19.9**g	アップルパイ	**3.6**g
レアチーズケーキ	**16.9**g	プリン	**1.9**g
タルト	**6.8**g	あんまん	**1.7**g
シュークリーム	**5.3**g	醤油せんべい	**0.3**g

ください。

甘いものをやめられない場合は、まず現状把握を！

「甘いものをやめられない」という場合は、記録するのも一つの方法です。「何時に、何を、何個食べた」とメモ帳に書けば、1日の終わりに「こんなに食べていたんだ！」と気づけます。逆に「あとどのくらい食べられそう？」と考えることもできるでしょう。甘いもの日記、おすすめですよ。

【あすけんDATA】 ケーキの登録件数ランキングTOP3

1位 チーズケーキ　**2位** いちご ショートケーキ　**3位** チョコレート ケーキ

チーズケーキが人気！　カロリー控えめのレシピを探してもよさそう。

夏は冷凍庫に欠かせない！アイスを選ぶなら？

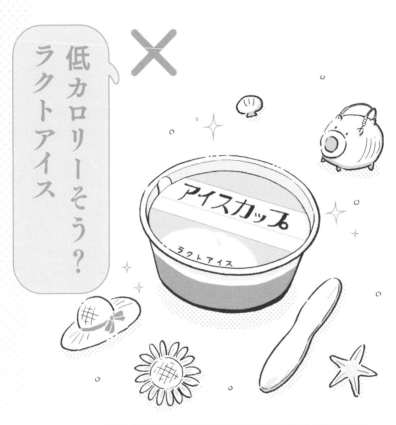

低カロリーそう？
ラクトアイス

×

アイスカップ

ラクトアイス

乳脂肪の量は少ないが、植物性油脂が添加されていて、
アイスの中ではもっともハイカロリー！

- ハイカロリーなラクトアイスに注意

- おすすめは、低脂質で低カロリーな氷菓

- おやつはもっとも太りにくい14〜15時に食べる

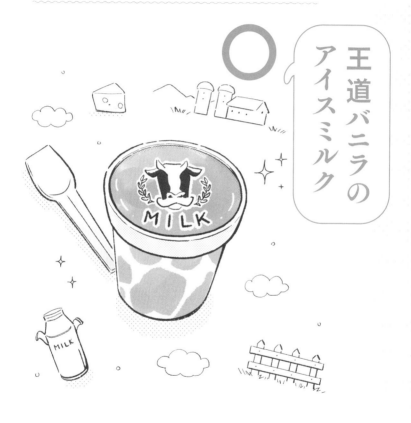

王道バニラの
アイスミルク

乳脂肪が多そうでハイカロリーなイメージだが、ラクトアイスよりはカロリーオフ

気にしたことある？ アイスの「種類」

健康志向の高まりとともに注目を浴びた、ラクトアイス。アイスの中でも、乳脂肪の量が圧倒的に少なくヘルシーというイメージが浸透しました。

でもこのイメージ、じつは間違っているんです！ 乳脂肪の多い順にアイスを並べると「アイスクリーム→アイスミルク→ラクトアイス」となり、ラクトアイスが一番少ないのは確か。しかしラクトアイスには、風味を出すために植物性油脂が添加されていて、3つの中ではもっともハイカロリーなんです！

じつはこれらの3種以外にもう一つ、低カロリーなアイスがあるんです。それが氷菓。アイスキャンディーやシャーベットなどがこれに分類されます。アイスが大好きでダイエット中も食べたいという人は、冷凍庫にストックしておきましょう。

ちなみに暑い夏は、ついアイスを食べすぎてしまうという人も多いはず。もとより夏は、食事自体もそうめん単体など糖質に偏りがち。そんな食生活では一気に夏バテしてしまいます。冷たくて食べやすいからといっても、アイスは食事の代わりにはなりません。主食、主菜、副菜が揃った、食事のバランスを大切にしたいですね。

太りにくいアイスの食べ方も

食べ方によっても、太りやすさは変わってきます。空腹時は

その「アイス」はどの種類？

アイスクリーム	乳固形分15.0％以上、乳脂肪分8.0％以上 風味がよいのが特徴
アイスミルク	乳固形分10.0％以上、乳脂肪分3.0％以上 乳固形分、乳脂肪分はアイスクリームより少ないが植物性油脂が配合される商品も
ラクトアイス	乳固形分3.0％以上 乳固形分は少ないが、風味を出すために植物性油脂が使われているものが多い
氷菓	乳固形分3.0％未満 さっぱりとしたシャーベットなど。上記と違って乳製品には分類されない

濃厚

さっぱり

糖分の吸収率が高まるため、できるだけ避けること。

　おすすめの時間帯は14〜15時。もっとも太りにくいため、15時の間食や昼食後のデザートとして食べるのがベスト。アイスクリーム屋さんで注文するなら、コーンではなく紙カップに入れてもらうほうが当然カロリーはダウン。一度に食べるにはカロリーが多すぎる場合は、半分だけ食べて冷凍庫に戻すなど、食べすぎを防ぐ工夫をしてみてくださいね。

【あすけんDATA】アイスの登録件数ランキングTOP3

1位 チョコモナカジャンボ（森永製菓）	**2**位 ピノ チョコアソート（森永乳業）	**3**位 BOXあずきバー（井村屋）

3位に「氷菓」が入っているところがあすけんユーザーらしい!?

ダイエット中に口さみしい時安心なおやつは？

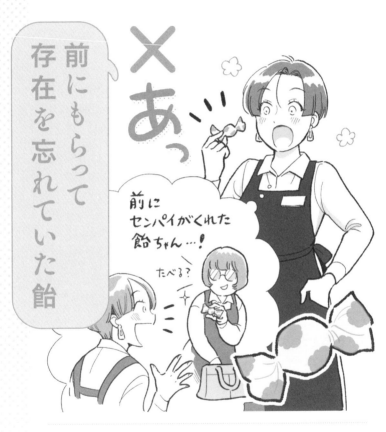

前にもらって存在を忘れていた飴

×

あっ、

前にセンパイがくれた飴ちゃん…！

たべる？

糖質からできている飴は、血糖値をダイレクトに上げてしまう

- 食物繊維が豊富なおやつは太りにくい

- 低GIで栄養価が高い、甘栗やドライフルーツもおすすめ

- 寒天ゼリーやこんにゃくゼリーも食物繊維が摂れる

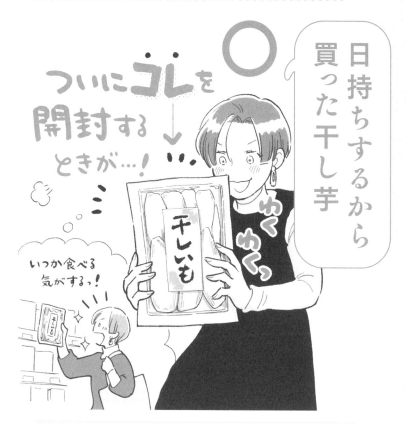

食物繊維が豊富で血糖値が上がりにくく、とってもヘルシー。女性にうれしい栄養素も摂れちゃう優秀おやつ

食物繊維たっぷりなら腹持ちもよし

お やつ選びで意識したいのは、肥満の原因となる「食後の血糖値の上昇率」＝GI値です。

食事や間食を摂った後、血糖値が急激に上がったり、高いままになると血糖を体内に取り込むホルモンであるインスリンが過剰に分泌されて、体内に脂肪を溜め込む原因になってしまいます。

つまり、できるだけ血糖値の上昇がゆるやかな、GI値が低い食品を選択することがポイントです。

さつまいもを干して作る干し芋には、血糖値の上昇をゆるやかにする食物繊維が含まれていて、糖質オンリーの飴よりも血糖値が上がりにくく、ヘルシーです。さらに、ビタミンEやカリウム、鉄まで摂れてしまうとっても優秀なおやつなんです！

干し芋は、ケーキやチョコレートなどの洋生菓子と比べてもGI値が低く、美容にも最適なおやつですから、ダイエットの強い味方になってくれるはず。1日2～3枚を目安に楽しみましょう。

また、「よく噛む」ことも、ダイエットに効果大！　噛む回数が増えると、食べるスピードもゆっくりになり、満腹感を得られやすくなります。食べすぎ防止になり、さらに消費カロリーも増えるのです。干し芋は食感が固めなので、噛む回数を意識して食べてみてください。これは、間食だけではなく、ほかの食事をする時も一緒ですのでぜひ覚えておいてください。

栄養豊富なギルティフリースイーツを

　食物繊維が多く含まれるおやつは、干し芋のほかにも、甘栗やドライフルーツ、果物などがあります。これらはビタミン、ミネラル、食物繊維も含むので、腸活や美肌をサポートしてくれます。ドライフルーツは砂糖が添加されていないものを選ぶと、よりカロリーを抑えやすくなりますよ。

　このように、甘いけれど栄養が豊富なおやつは、ダイエット中でも罪悪感が少ないので「ギルティフリースイーツ」と呼ばれています。せっかく食べるなら罪悪感を感じずに心が満足するものを選びましょう。

こんにゃくゼリーや寒天ゼリーでも食物繊維を摂取

　こんにゃくゼリーや寒天ゼリーもとってもヘルシー！　寒天は海藻から作られており、ゼラチンのゼリーとは違い、常温でも溶けないため持ち運びができます。こんにゃくゼリーはこんにゃく粉から作られていてこちらも優秀。どちらもカロリーが低いだけでなく、水溶性食物繊維を含み、満足感も得やすいので、小腹が空いた時に最適です。

　また、ヨーグルトにオートミールをスプーン1杯入れて食べれば、カルシウムと食物繊維をプラスできます。ナッツやプルーンなどのドライフルーツを入れて食べてもいいですね。

　口寂しい時、少しだけと思っておやつを食べ始めたら、だらだら食べ続けてしまった経験がある方もいるのでは。そんな時は、お気に入りの器に食べる分だけ出すようにしてみましょう。これも食べすぎを防ぐ工夫の一つになるはずです。

勉強や仕事に集中したい時のサポートおやつ

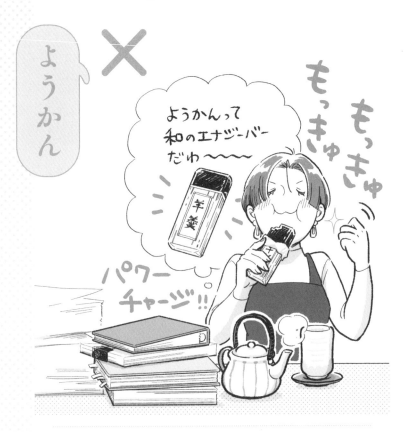

ようかん ×

ようかんって和のエナジーバーだわ〜〜〜

羊羹

パワーチャージ!!

もっきゅ もっきゅ

脳のエネルギー源にはなるけど、血糖値は上がりやすい

- 低GIなおやつで糖分補給するのがコツ
- カカオにはポリフェノールやテオブロミンが含まれる
- エナジードリンクの効果は持続力がない

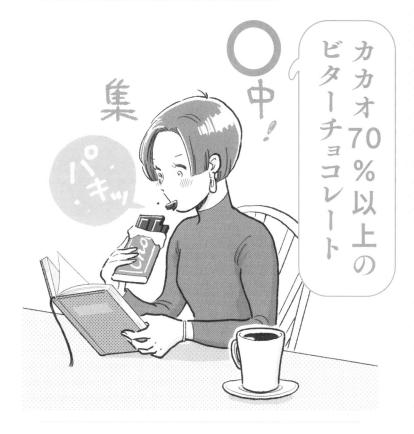

血糖値が上がりにくく、脳の働きをサポートしてくれる！

仕事がはかどるチョコレートの効果

糖質は、脳のエネルギー源となるので、頭を働かせるためには毎食きちんと主食を食べることが大切です。でも、夕方くらいになってもう一踏ん張りしたい時、集中力や作業効率を高めてくれるおやつがあったら食べたいですよね。

血糖値を上げる高GI値のおやつは、空腹時に食べると血糖値の乱高下が起きて集中力の低下を招く恐れがあります。ですから仕事中は、血糖値の上がりにくい低GIなおやつで、ゆるやかに糖分補給するのがコツ。

ハイカカオチョコレートは、ミルクや砂糖の配合量を減らしてカカオの割合を70％以上まで高めたもので、GI値も低く、仕事中のおやつに最適です。

また、ハイカカオチョコレートに含まれるカカオポリフェノールの健康効果を調査した研究によると、カカオ72％のチョコレートを毎日一定量（1日5gを5枚）、4週間摂取したところ、さまざまな健康効果が発見されたそうです（右表）。中でも、記憶や学習などの認知機能と関連性が報告される脳の栄養因子（BDNF）が増えることがわかっており、まさに、ハイカカオチョコレートは、仕事がはかどるおやつ、と言えそう。

エナジードリンクよりもココアを飲もう

では、同じカカオから作られているココアと、エナジードリンクだったら、どちらが集中力をアップさせると思いますか？

チョコレート摂取による健康効果に関する実証研究結果

① 抗酸化作用により活性酸素を抑制
カカオポリフェノールの抗酸化作用が活性酸素の働きを抑制し、老化防止効果が期待できる

② 血圧の低下作用
高血圧は、血管が詰まって細くなることにより起こる。カカオポリフェノールの作用により、血管が広くなる効果が期待できる

③ 脳にとって重要な栄養因子が増加
記憶や学習などの認知機能との関係が報告されている脳の栄養因子（BDNF）の増加が確認された

④ 善玉コレステロールが増加
体の中の過剰なコレステロールを回収して肝臓に戻す働きを持つ、善玉コレステロールが増加

出典：https://www.meiji.co.jp/chocohealthlife/news/research.html

答えはココア。ココアにはカカオポリフェノールのほか食物繊維やミネラルが含まれ、血糖値の上がり方もゆるやか。砂糖を入れすぎないよう、自分でココアパウダーとミルクで作ることをおすすめします。レンジで温めれば簡単に作れますよ。

エナジードリンクは、果糖とブドウ糖が主成分の果糖ブドウ糖液糖とカフェインが多量に入っていて血糖値が急上昇するため、瞬間的には元気になるものの、効果は一瞬です。

さらにカカオには、カカオプロテインという新しい成分が発見されています。食物繊維と似た働きの成分で、消化されにくく、便の量や回数を増加させて便秘解消効果が期待できます。

ハイカカオチョコレートもココアも、まさにいいことづくめ。デスクの引き出しにストックしておいてくださいね。

仕事の合間に つまみたい リフレッシュおやつ

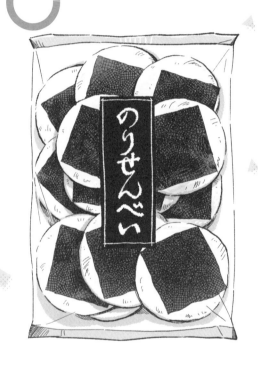

昔ながらのせんべい

○

のりせんべい

おせんべいをバリバリ噛むと、幸せホルモンのセロトニンが分泌されて集中力がアップ！

- ナッツのビタミンやミネラルがストレスを緩和

- 個包装のナッツを選んで食べすぎや酸化を防止

- 噛むことでもストレスは緩和できる

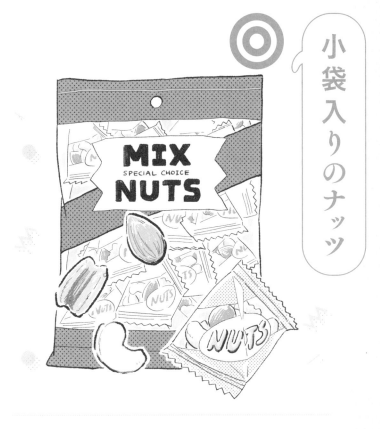

小袋入りのナッツ

ストレスやイライラを抑えるビタミン群やマグネシウム
などを含み、体にいい油である不飽和脂肪酸も摂れる

ビタミンの宝庫 ナッツを常備◎

ナッツ類に含まれるビタミンE、ビタミンB$_6$やナイアシン、パントテン酸、マグネシウムなどの栄養素は、エネルギー代謝に必要不可欠。ほかにもストレスやイライラをコントロールする脳内物質の材料になったり、抗酸化作用をもたらします。しかも、ナッツの脂質には体にいいオメガ3が含まれます。

鉄が豊富なカシューナッツ、ビタミンEが豊富なアーモンドなど、ナッツは種類が豊富です。詳細は右ページの図表を参照してください。買う際は、各種類のいいとこ取りができるミックスナッツが便利です。

一方、注意したいのは脂質量。ナッツは脂質が多く食べすぎるとカロリーオーバーしやすいため、いくら体にいいものであったとしても食べすぎは禁物。まとめてパッキングされている商品は食べすぎを招いたり、脂質が酸化しやすいため、1包20グラム前後の小袋に入っている商品を選ぶのが◎。

ビタミンB$_6$・マグネシウム・カルシウムは、イライラなどさまざまなつらい症状を引き起こす月経前症候群（PMS）の予防や、生理痛の緩和に役立つとされています。これらを含むナッツ類を対策に取り入れてみるとよいかもしれません。

よく噛むとセロトニンが分泌される

昔ながらの固いせんべいも、リフレッシュのためのおやつとしては決して悪いわけではありません。噛むことは「リズム運

アーモンド

抗酸化作用のあるビタミンEが豊富。約19粒で成人の1日に必要な量を摂取できる。ほか、食物繊維や悪玉コレステロールを下げる効果が期待できるオレイン酸も含む

くるみ

脳や神経系の働きと関係が深いオメガ3、α-リノレン酸の含有量が種実類の中でもトップクラス。また眠りのホルモン、メラトニンやビタミンEも含まれる

カシューナッツ

鉄の含有量が一般的なナッツの中ではトップクラス。ほか、亜鉛も豊富でアーモンドの1.7倍、くるみの2.1倍。さらにビタミンB₁も豊富なためお酒のおつまみに◎

ピスタチオ

カリウムの含有量がナッツの中でトップクラス。アーモンドの1.3倍、マカダミアナッツの3.2倍。鉄も多く、ビタミンB₁もカシューナッツに次いで豊富なためお酒と一緒に

ピーナッツ

エネルギー代謝に必要なビタミンB群を含む。とくにビタミンB₁、B₆、ナイアシン、パントテン酸、ビオチンなど脳内物質の合成に関わる栄養素を多く含んでいる

栗

栗もナッツに分類される。ほかに比べて低脂質かつミネラルも豊富。熱に強いビタミンCが含まれるほか、渋皮にはポリフェノールの一種タンニンが含有され強い抗酸化作用を発揮する

動」といって、幸せホルモンのセロトニン分泌に関係しています。リズム運動は始めて5分くらいからセロトニン分泌に効果があるとされるため、食事の際には早食べではなく、十分に噛んで15～20分くらい時間をかけて食べるとよいでしょう。しっかりした歯応えは脳の満腹中枢を刺激するので満足感を得やすく、食べすぎ防止にも適しています。噛む習慣を付けるためにも、間食で固いせんべいをゆっくりよく噛んで食べる癖をつけておくのもよいでしょう。もちろん、量には気をつけて！

【あすけんDATA】ナッツ類の登録件数ランキングTOP3

1位 アーモンド 2位 くるみ 3位 ミックスナッツ

ビタミンEが豊富なアーモンド、高い抗酸化作用を持つくるみが定番人気。

16時過ぎに空腹でお腹がグー 夕食前につまむなら

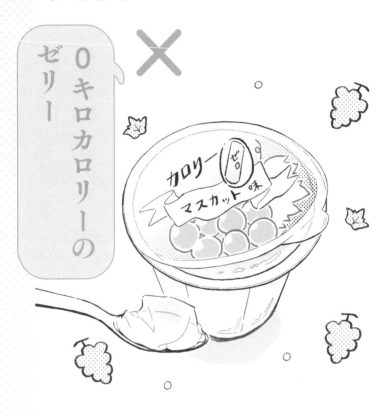

0キロカロリーのゼリー ×

カロリー ゼロ マスカット味

太る心配はないけれど、栄養を補うチャンスを無駄にしてしまうのはもったいない！

- 食事で不足しがちな栄養素は間食で補う

- 夕食で食べる予定の炭水化物を早めに摂るのもあり

- 少し多めに食べても安心な低カロリーなおやつを選ぶ

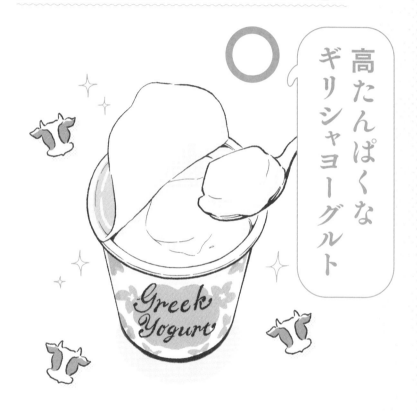

○

高たんぱくなギリシャヨーグルト

たんぱく質は食事だけだと不足しがち。ギリシャヨーグルトでカルシウムも一緒に補おう

変えてみよう おやつの考え方

摂取カロリーだけを意識していると、カロリーが増える間食はよくないことのように思いますよね。しかし栄養面から見ると、間食は不足した栄養を補えるチャンス。

カロリーオフのゼリーよりも、ギリシャヨーグルトを食べれば、食事以外からもたんぱく質とカルシウムをプラスすることができます。

もちろん、お腹が空かなければわざわざ間食する必要はありませんが、小腹が空いた時は間食を利用して、不足しがちなたんぱく質や食物繊維、カルシウム、鉄などを意識した賢いおやつの選択を。

16時以降の、おすすめおやつ

一つ目のおすすめは、コンビニに置いてあるたんぱく質食材です。

ギリシャヨーグルトは水切り製法という製法で作られたヨーグルトで、通常のヨーグルトよりもたんぱく質とカルシウムが多く含まれます。

ほかにも、コンビニには、手軽なたんぱく質食材がいっぱい。スティックタイプのサラダチキンやカニカマ、魚肉ソーセージ、ヘルシーな豆腐バーなど種類も豊富なので、上手に利用して小腹を満たしてみるのもよいでしょう。

そして二つ目のおすすめは、小麦ブランや大豆、ドライフルーツ、ナッツなど、ビタミン・ミネラルが含まれる原料を使っ

たおやつ。

　小麦ブランは食物繊維の宝庫で、カルシウムやマグネシウムも含まれる優秀な食材です。小麦ブランを使ったブランサンドやクッキーなどを試してみるのもよいでしょう。

　また、ドライフルーツが入ったシリアルバーや栄養添加のウエハースなども手軽に食べることができます。

　市販品の中には、「栄養補助食品」「栄養調整食品」と書いてあっても、よく見るとチョコレートでコーティングしてあったり、ケーキのように砂糖たっぷりのものも。原料を見て、賢く選択しましょう。

　最後に、三つ目のおすすめはカップスープ。

　カップスープの選択基準は具の多さです。フリーズドライ技術が進んだことで、野菜など具がたくさん入ったカップスープも増えてきました。具が多いと栄養と満足感の両方が得られるので◎。

　粉末スープを、鉄が摂れる豆乳やカルシウムが摂れる牛乳で溶かして飲むのもおすすめ。牛乳コップ1杯（200ｇ）にはカルシウムが220㎎含まれています。これは、大人が1日に摂るべきカルシウム量の3分の1程度。脂質も適度に含まれているので、お湯で溶かすより腹持ちがよく小腹を満たしてくれるでしょう。

　気を付けなくてはならないのは、塩分。塩分が高めの味噌汁より、トマトスープやあっさりしたスープを選んでみましょう。塩分は1食1ｇ以内を目安にしてみて。間食も選び方次第で食事のバランスを整えてくれますよ。

おすすめ商品は「これ!」⑤

ユーザーによって登録された喫食データの中から、あすけん所属の栄養士たちがヘルシーな市販食品を選出!

健康おやつ部門

アーモンドフィッシュ
7g×8袋入／藤沢商事

ほんのり甘く飴がけした小魚と、アーモンドを組み合わせた昔ながらのおやつです。小魚はカルシウム、アーモンドはビタミンEやマグネシウムなどを含み、ビタミンミネラルがプラスできます。歯応えがよくて食べやすいので、止まらなくなってしまいそうな点は注意が必要ですが、小分けのパックの商品を選んで食べすぎを防ぎましょう(346円)。

飲料部門

アーモンド効果〈砂糖不使用〉
200ml／江崎グリコ

抗酸化作用のあるビタミンEを含む、栄養価の高いアーモンドミルク。ユーザーさんの間でもすっかりおなじみの存在です。砂糖不使用のものを選べば、そのまま飲むだけでなくコーヒーや紅茶に加えたり、シリアルに入れたり、料理に使ったりと幅広く活用できます。低糖質で200mlあたりたった39kcalなのもうれしい点(149円)。

メンタル安定には
これを選ぶが勝ち

食べ物の正しい選択は、メンタルケアにも必須。幸せホルモン「セロトニン」をはじめとした脳内ホルモンの分泌を助ける技を駆使して、元気な毎日を手に入れましょう！

メンタルを整えるための朝習慣って?

白湯を飲む ✕

腸が温まって血流が促進し、代謝アップには効果があるけど、栄養素は含まない……

- 朝食は脳内ホルモンの材料となるたんぱく質を摂る

- 脳内ホルモンの活性化にはビタミンやミネラルも必須

- 葉酸はメンタルケアにも効果的

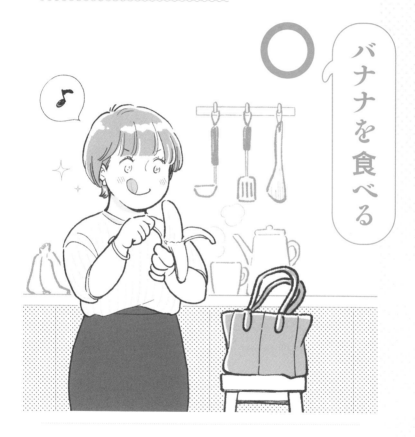

バナナを食べる

炭水化物、トリプトファン、ビタミン、ミネラルなどの
心と体を元気にしてくれる栄養素が一度に摂れる！

幸せホルモンの原料を補給しよう

メンタルのケアは、朝の習慣がカギ。とくに朝食は体内時計をリセットして、脳を目覚めさせ、自律神経のリズムを整えて心身を健康に導いてくれます。

また朝食で栄養を摂ることも大切。メンタルケアにはたんぱく質、ビタミン、ミネラルも関わっています。たんぱく質を構成するアミノ酸の一種、トリプトファンは幸せホルモン、セロトニンなどの脳内物質の材料となり、1日元気に過ごせるのです。

でも、朝はぎりぎりまで寝ていたいし、朝食を作る時間なんてない！　という方もいるかもしれません。

そんな時におすすめしたいのがバナナです。バナナは炭水化物を含み、素早くエネルギーになります。さらに、トリプトファンとその代謝に欠かせないビタミンB$_6$や神経の働きに必要なナイアシン、マグネシウム、赤血球の生成にも関わる葉酸を同時に摂ることができるのです。

時間が無くても手軽に食べられるので朝食にぴったりです。夕方に小腹が減ったり、集中力や活力が減ってイライラしたりした際のリフレッシュにもおすすめです。

メンタルケアにはビタミン補給が必須

どうも元気が出なかったり、落ち込みやすい時は、栄養不足になっている可能性も。

主菜や副菜の肉、魚、野菜に含まれる、ナイアシン、ビタミ

ンB₆、葉酸、ビタミンCという4つのビタミンは、神経伝達物質を作る際に必要な栄養素。

　ナイアシンやビタミンB₆、葉酸は、セロトニンのほか、快楽ホルモンのドーパミンを作る際に必要となる栄養素でもあります。ナイアシンが記憶力の向上に役立つという研究や、心の病気を持つ人は葉酸が不足しているという報告があるなど、神経伝達物質との関わりが深い栄養素として注目されているのです。

　ナイアシンやビタミンB₆は肉や魚など動物性の食品に多く含まれ、葉酸はレバーや緑色の葉野菜に多く含まれます。外食や宅配サービスでも選び方次第で主食・主菜・副菜をそろえられます。心の安定のためにも、チャレンジしてみてください。

女性が不足しがちな鉄はメンタルにも関係あり

　月経がある女性は、貧血を防ぐためこまめな鉄の補給が大事なことはよく知られています。じつは、鉄は神経伝達物質のドーパミンやセロトニンの合成を助けるミネラルでもあるのです。

　鉄を多く含む食品として、レバーは代表的ですが、それ以外にも赤身の肉や納豆、カツオやあさりに多く含まれています。「レバーはちょっと苦手……」という方は、ほかの食品を取り入れてみてください。

　慢性的にストレスを抱えている人は、神経伝達物質をたくさん作ることで対処しているため、ビタミンやミネラルが不足しがちです。食事からの栄養補給を欠かさないように意識しましょう！

ストレス過多で くじけそうな朝…… 助けとなる朝ごはん

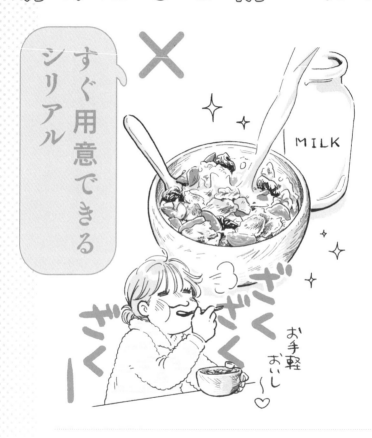

すぐ用意できる シリアル

× MILK

ざくざくざく

お手軽 おいし～♡

牛乳をかければ脳内ホルモンの材料となるトリプトファンは摂れるが、ビタミンCの補給には不向き……

- 抗ストレスホルモンの生成でビタミンCが失われる

- ストレスが多い人は通常以上のビタミンCが必要

- ビタミンCを失いやすい喫煙者は要注意

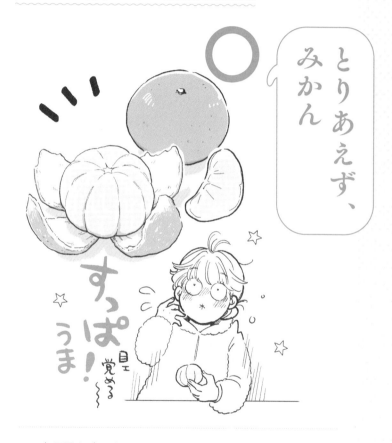

とりあえず、
みかん

すっぱ！
うま！
目覚める

包丁要らずでビタミンCの摂取が叶うから、ストレスが
多い日は必須！

ストレスフルなら ビタミンCが必須

ストレスを感じるなら、積極的にビタミンCを摂ることをおすすめします。

ビタミンCは、ドーパミンがやる気ホルモンの「ノルアドレナリン」に変換される際や、抗ストレスホルモンを生み出す際にたくさん使われるので、ストレスが多い人は不足しがちなのです。

最近ストレスを強く感じるなと思った時には白湯にレモン汁を入れて飲んだり、キウイやいちご、柑橘類を毎日食べるようにしたり、意識的にビタミンを摂ることが大切です。

成人男女に推奨されているビタミンCの1日の摂取量は100mg。ですが、ストレスが多い人は、推奨量の100mgよりも多く摂取する必要があります。

しかし、厚生労働省による令和元年の「国民健康・栄養調査」では、男女ともに1日のビタミンCの摂取目標100mgに対して、あと10〜30mgほど足りていないということがわかっています。普通の状態でも不足しがちなのに、ストレスが多い日のビタミンC不足がどれだけ深刻な事態になってしまっているか、想像に難くありませんよね。

みかん1個で25mg前後のビタミンCが摂れるので、朝食と一緒に食べておけば最低でも1日の4分の1の量はクリアできます。そしてみかんは持ち運びもしやすく、包丁要らずで手で皮をむいて食べられるのでオフィスなど自宅以外の場所で楽しむおやつとしても最適ですよね。

ビタミンCが豊富なフルーツ

みかん （1個） **25**mg	ゴールデン キウイフルーツ （1個） **112**mg	キウイフルーツ （1個） **60**mg
ネーブル オレンジ （1個） **98**mg	グレープ フルーツ （1個） **76**mg	いちご （5粒） **73**mg

※すべて1食あたりの目安の含有量

喫煙者はビタミンCが欠乏する！

　ビタミンCを大量に消費するのはストレスだけではありません。喫煙も体内のビタミンCをたくさん破壊します。ストレスでタバコがやめられない人は、ダブルで消費されるため、危機的なビタミンC不足に陥っている可能性が！

　朝食にフルーツを追加したり、夕食で赤パプリカやミニトマトなどの生野菜を食べたり、といった簡単な工夫でも摂取量は変わってきます。間食も活用しながら、ビタミンCの摂取量を増やしましょう。

　食事や果物で足りない分は、サプリメントに頼ることを検討してみるのもよいでしょう。水溶性ビタミンのビタミンCは体に不要な分は尿と一緒に体の外に排出されますが、サプリメントからの補給は1日1000mgまでにとどめるようにしましょう。

ストレスをすっきり解消するために効果的な行動は？

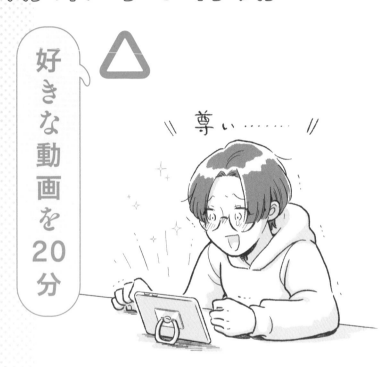

好きな動画を20分

尊い……

気分転換にはなるけれど、脳や体がリフレッシュされるかは不明……

- 5～10分の軽い運動はリラックス効果がある

- 有酸素運動は記憶力や情報伝達力、集中力の改善に◎

- 屋内でできる簡単な運動でもOK

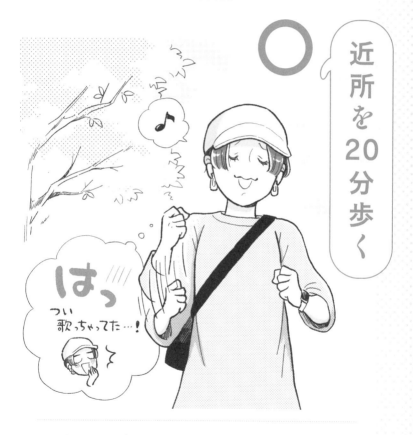

ウォーキングなどの軽い運動は、リラックスやリフレッシュ効果が医学的に証明されている

ただ歩くだけでも ストレス解消に

皆さんは、仕事の休憩中には何をしていますか？

リモートワークなどで自宅で作業する日は、配信サイトでドラマや映画、「推し」の映像を見るのが楽しみという人も多いかもしれません。確かに、好きな動画は気分転換に最適ですよね！

ですが、座りっぱなしで動画を見てばかりいるよりも、軽い運動をするほうが、ストレス緩和のための健康的な行動として効果的といわれています。

5〜10分の軽い運動をすると、幸せホルモンのセロトニンが活性化して副交感神経が優位になり、高いリラックス効果やストレス解消効果が期待できるのです。

さらに、10分以内の軽い運動は、集中力、注意力、判断力、計画力、行動能力などを司る脳の認知機能を向上させることもわかっています。

また、近年は手軽に始められることからウォーキングをする人も増えています。とくにウォーキングのような有酸素運動は、記憶力や情報伝達力、集中力の改善に役立ちます。

通勤前のウォーキングで作業効率をアップ！

仕事や勉強で疲労感やストレスを感じたら、コンビニまで買い物に行くなどして、近所を軽く散歩しながらリフレッシュしてみましょう。

時間に余裕がある日は、朝の通勤時に一駅手前で降りて歩くと、朝の仕事効率がアップします。

　いつもより大きく手を振って歩くことで、効果が得やすくなるので意識してみて。

忙しい日は、自宅でも簡単にできる運動を

　忙しくて外出する時間がないという日は、屋内でも簡単にできる運動を実践してみてください。

　椅子からゆっくり立ったり座ったりするだけでも効果がありますし、呼吸をしながら体を伸ばしてストレッチをするのも効果的です。

　オフィスの移動などではエレベーターではなく、階段を使うようにしましょう。その際は足裏全体を使って階段をのぼり降りすると効果が出やすくなります。環境に応じてやりやすいものを試してみてください。

　ちなみに動画を見たい時は、感動系の作品を見るのが◎。涙を流すとセロトニン分泌が促されてリラックス効果が期待できます。ぜひ、お試しくださいね。

【あすけんDATA】運動メニューの登録件数ランキングTOP3

1位 ストレッチ **2**位 筋トレ **3**位 腹筋

自宅でできるストレッチやトレーニングの登録がやはり多いようです！

ストレスに負けない メンタルケアに 有効なのは？

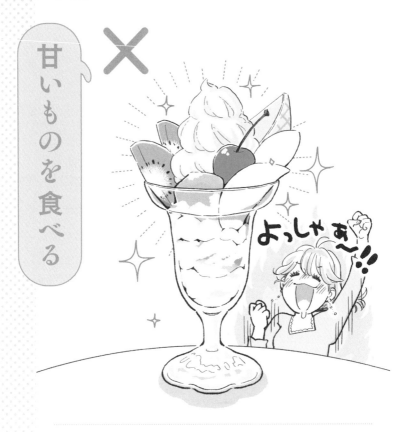

甘いものを食べる ✕

よっしゃぁ～!!

甘いものを食べると一時的にストレスを抑えてくれるものの、食べすぎは肥満の原因に

- ストレスによる過食は悪循環を招く

- 肥満予防はメンタルケアにもよい

- たんぱく質摂取や軽い運動などストレス対処法を活用

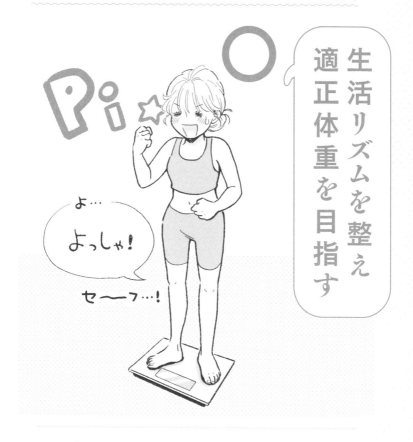

生活リズムを整え
適正体重を目指す

肥満とメンタルケアには深いつながりが。適正体重でストレスに強い体作りを

体重とメンタルケアの密な関係

ストレスや疲れを感じた時、無性に甘いものが食べたくなることってありますよね。これは、ストレスを感じると食欲が増すのに加えて、糖質を摂ると、幸せホルモン「セロトニン」の分泌が促されて簡単に幸福感を得られるから。

しかし、ストレスを感じたからといって空腹時に甘いものをドカ食いすれば、血糖値スパイクが発生し、逆にイライラを引き起こす原因になったり、脂肪をため込みやすくなったりするのは、これまでご説明した通りです。

体重管理とストレスはまったく関係がないようで、じつは、つながりがあります。

甘いものを食べるとストレス解消になるからと言って過食を続けて肥満になると、食欲を抑制してくれるホルモンであるレプチンの効きが悪くなることがわかっています。

そのため、ストレス状態に肥満が重なると、ますます食欲を抑えられなくなるという悪循環を招いてしまうことになるのです。

肥満になるとうつ病などのリスクが上がったり、社会的に幸福感を感じにくくなったりするという研究結果もあります。肥満とメンタルケアは無関係ではないのです。

たんぱく質でストレスに強い体作りを

ストレス解消のためにドカ食いに走る悪循環を断ち切って、

まずは標準体重の維持を目指して、ストレスを感じにくい体作りにチャレンジしてみましょう。

そこでおすすめしたいのが、朝にセロトニンのもととなるたんぱく質をきちんと摂ること。

たんぱく質に糖質のような即効性があるわけではありませんが、セロトニンの原料となるトリプトファンというアミノ酸を摂ることで、日中にはセロトニンの分泌が増加して過ごしやすくなります。

またセロトニンは、15時間前後で睡眠ホルモンのメラトニンに変換されるため、朝のたんぱく質は睡眠の質を上げることにもつながります。睡眠不足は食欲を増やしてしまうので、メラトニンもヘルシーな体作りに欠かせません。

糖質に頼らないストレス解消法とは？

糖質に頼らないセロトニン分泌法はたくさんあるので、ぜひ実践してみましょう。

前項でも紹介したウォーキングやジョギング、ストレッチ、階段ののぼり降りなど10分前後の軽い運動、腹式呼吸や深呼吸、起きたら太陽の光を浴びる、ガムなどをよく噛むといったことでも、セロトニンの分泌を増やすことができます。

また、家族や友人、動物と接する時間を増やして楽しく過ごすことでもストレスが解消され、セロトニンが増えることがわかっています。あらかじめ自分に合ったストレス対処法を用意しておいて、うまくコントロールできるようになりましょう。

最近、眠りが浅い
食事で摂ると
いいメニューは？

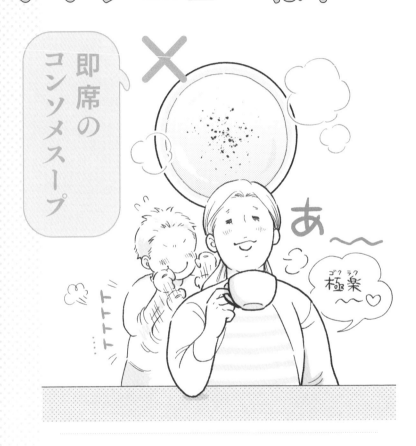

温かいスープを飲むとリラックス気分を味わえるものの、
睡眠の質に関わる栄養素はほとんど摂れない

- メラトニンの合成にはマグネシウムが不可欠

- マグネシウムとカルシウムを１：２で摂る

- アルコールはマグネシウムを尿中に排出しやすい

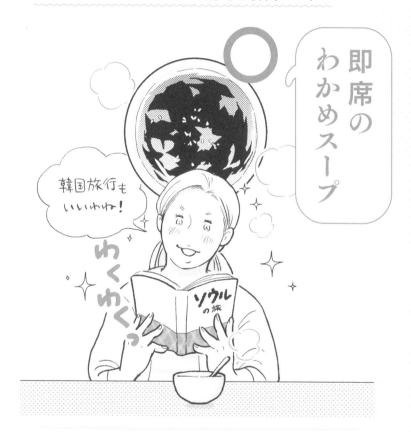

わかめには、メラトニンの合成に欠かせないマグネシウムが含まれているので安眠には最適！

安眠のカギはメラトニンにあり

安眠に必要なものといえば、皆さんもご存知の睡眠ホルモン「メラトニン」です。

メラトニンは、日が暮れ始める夕方から脳内で合成が始まり、分泌が徐々に増加。就寝時には大量に分泌されて深い睡眠に導いてくれます。

わかめに含まれるマグネシウムは、このメラトニン合成に欠かすことのできない栄養素。ですから安眠のために食事でとりたいものは、コンソメスープではなく、マグネシウムを効率的に補給できるわかめスープを飲むのが正解です。

ちなみに、マグネシウムはメラトニン合成のほかにも、酵素の働きを助けたり筋肉の収縮をコントロールしたり、神経の興奮を抑制したりなど、さまざまな重要な働きを担っています。

もし不足するとメラトニンが減るだけでなく、不整脈や血圧の上昇を招いて心疾患のリスクを高めてしまいます。

マグネシウムは、わかめなどの海藻類のほか、大豆製品、ごま、ナッツ類、バナナ、アボカドなどにも多く含まれていますので、積極的に食生活に取り入れてみましょう。

マグネシウムとカルシウムの摂取比率は1：2に

マグネシウムの代謝は、カルシウムととても深い関係にあります。マグネシウムは筋肉や血液に存在しますが、多くは骨にあって、マグネシウムの不足や過剰摂取が起こると、体内のカ

マグネシウムの推奨量

	女性		男性
	18歳〜29歳 **270**mg／日		18歳〜29歳 **340**mg／日
	30歳〜64歳 **290**mg／日		30歳〜64歳 **370**mg／日

マグネシウムを摂るには何を食べる?

そば・乾燥（1人前80g）	**80**mg	キンメダイ（1人前100g）	**73**mg
ゆで大豆（1人前45g）	**45**mg	真いわし丸干し（1人前100g）	**100**mg
絹ごし豆腐（150g）	**75**mg	ほうれん草（80g）	**55**mg
昆布素干し（10g）	**53**mg	バナナ（150g）	**48**mg
ひじき・乾燥（5g）	**32**mg	アーモンド（10g）	**31**mg

参考：文部科学省 日本食品標準成分表2020年版（八訂）

ルシウムも排出されてしまうのです。

　ですからマグネシウムとカルシウムをバランスよく摂ること
が大切。摂取の比率は、マグネシウム：カルシウム＝1：2が
理想です。2つの栄養素をバランスよく摂るには、たとえばカ
ルシウムが豊富なヨーグルトに、マグネシウムを多く含むバナ
ナときな粉をトッピングしたり、納豆や豆腐、油揚げなどの大
豆製品を1日1回取り入れる、味噌汁やスープに海藻をプラス
する、おひたしや炒め物にすりごまをかけるといった方法も有
効です。

　一方、アルコールを摂りすぎるとマグネシウムが尿から排出
されてメラトニン合成が滞るだけでなく、アルコール自体にも
眠りを浅くする働きがあるため、飲みすぎには注意しましょう。

ぐっすり眠るため ミルクを飲むなら どのタイミング?

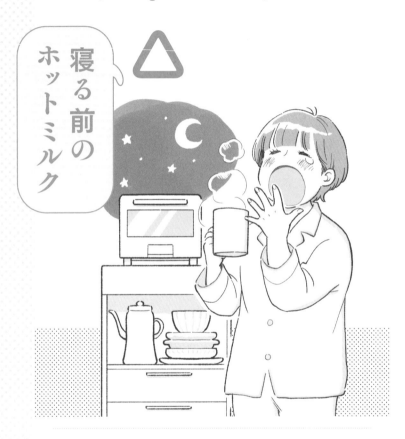

寝る前のホットミルク

△

体を温めるにはいいけど、15時間前後かかるメラトニンの合成には、間に合わない!

- メラトニンが作られるまで15時間前後かかる

- 朝にたんぱく質を摂ると、夜メラトニンが増える

- 入眠のためのナイトルーティンを習慣に

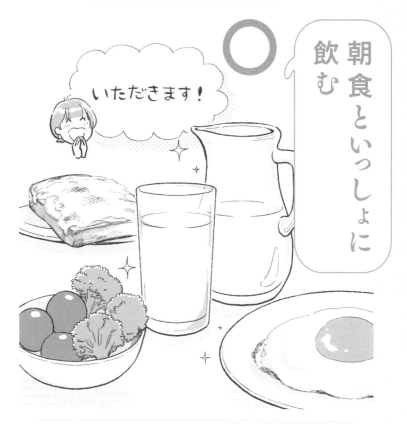

朝にトリプトファンを摂ることで、当日の夜にはメラトニンが増えてぐっすり眠れる

安眠の準備は、朝すでに始まっている

寝る前にホットミルクを飲むのは、定番の安眠法。温かい飲み物を飲むと深部体温が上がって副交感神経が優位になり、リラックス効果が期待できます。

ではなぜ牛乳がいいかというと、牛乳のたんぱく質には睡眠ホルモン「メラトニン」の原料となるトリプトファンが豊富に含まれているから。

正確には、トリプトファンから幸せホルモンのセロトニンが作られ、それがメラトニンに変換されます。

しかし、トリプトファンがメラトニンに変換されるまでは15時間前後かかるため、じつは寝る前の摂取では手遅れ！

メラトニンを夜までに増やすには、朝や午前中の間にトリプトファンを摂る必要があります。

トリプトファンは、体内で作ることのできない必須アミノ酸なので、食べ物から摂る必要があります。朝食には、牛乳などの乳製品や納豆などの大豆製品を取り入れましょう。

安眠のためのナイトルーティンを

睡眠の質を高めるには、朝日を浴びることも有効。光を浴びると体内時計がリセットされて、メラトニンの分泌が止まり、体が目覚めます。これをきっかけに14～16時間後、メラトニンが再び分泌されるようにインプットされているのです。

また、スムーズな入眠のためにはナイトルーティンも欠かせ

安眠へと導く1日の過ごし方 ：6時に起床する場合

起床したら朝日を浴びよう
朝日を浴びてから14～16時間後にメラトニン（眠りホルモン）の分泌が高まります

朝ごはんには
たんぱく質を
しっかり補給

6:00 7:00

24:00

23:00

12:00

22:00　20:00

おやすみ
なさい！

就寝2～3時間前まで
には夕食を終えよう

日中は階段を
使うなどして
意識的に
体を動かそう

就寝1時間前には着陸態勢に！
・お風呂に入る・部屋を暗くする
・仕事のメールは見ないように

ません。

　まずはお風呂で体を芯まで温めましょう。湯温は副交感神経を優位にする40度が最適。寝る2時間前までに済ませておくと、深部体温が徐々に下がって眠気が生じ、スムーズな入眠につながります。

　逆に避けたいのが、覚醒作用のあるアルコールやカフェイン。スマートフォンやパソコンのブルーライトも脳を覚醒させて睡眠の質を下げるため、寝る1時間前までに使用を終えましょう。

　部屋の照明は明るすぎると脳が覚醒を続けてしまうため、間接照明にして光源が見えないように設置してください。蛍光灯の白く明るすぎる光も覚醒の原因になるので、照明の色は優しい暖色系に。

自分だけの「食事の処方箋」を見つけるプレシジョン栄養って？

最近注目の「プレシジョン栄養（精密栄養・個別化栄養）」をご存知ですか？　これは、個人が「いつ」「何を」「何のために」「どのように」食べれば、より健康的でウェルビーイングな状態になれるのかを個別に提案しよう、という考え方です。

もともと栄養摂取量の適正値は、厚生労働省の「日本人の食事摂取基準」（2020年版）にて示され、あすけんもこれをもとに性年代別の基準値を設定しています。

一方で、性年代別といった集団に対する基準値ではなく、もっと個別化しようという動きがあります。お酒をどのくらい飲んだら酔うか、何を食べたら食後の血糖値が上がりやすいか、なども個人ごとに違いがあります。たとえば、食後の血糖値の上昇度合を、砂糖の入った甘いお菓子とパスタで比較すると、一般的には甘いお菓子のほうが食後に血糖値が上がりやすい人が多いのですが、中にはパスタのほうが、食後血糖値が上がりやすい体質の人もいます。

このような栄養素の作用の個人差を前提に、個人ごとに「食の処方箋」を提供できる世界を目指すのがプレシジョン栄養です。その実践には、遺伝子や腸内環境、食事・運動量、睡眠、ストレス状態等の多くのデータが因子になります。ここ数年のAI（人工知能）やIoT（Internet of Things）等の技術革新により多くのデータを収集し分析できる環境が整い、より実現しやすい未来が見えてきました。

実際にこれに近しいサービスも出てきました。株式会社ウェルナスが提供する「NEWTRISH（ニュートリッシュ）」は、利用者の体と食事に関するデータを集めて、独自の解析アルゴリズムを用いた「AI食」技術で解析し、体に合う栄養素とそうではない栄養素を抽出し、健康のために個別最適化された「栄養最適食（AI食）」情報を提案してくれるサービスです。

　同社が2019年に行った実証研究では、一般的には定説である「血圧低下には減塩」が人によってはそうではなかった、ということがわかったそうです。研究に参加した13人のデータを解析したところ、塩分（ナトリウム）が、むしろ血圧を安定させる因子として判定された人が3名おり、さらに、人ごとに適切な塩分摂取量を反映し、減塩せず塩分以外の栄養素を調整した1日3食の「栄養最適食」を継続的に食べてもらった結果、13人中12人の血圧が低下、6人の血圧が改善したそうです。

　自分に合った栄養素を理解し、無理をせずに健康を維持できるのであれば、とても喜ばしい話です。日々の生活の中で、この食事をした後になんだか体調がいいな、とかこの朝食に変えてからよく眠れるようになった、など食事と自分の体の変化の関係に注目してみてはいかがでしょうか。おのずと自分だけの「食の処方箋」が見つかるかもしれません。

参考：https://prtimes.jp/main/html/rd/p/000000011.000062426.html

知識があれば食事はもっと楽しい

「食が人の生活の基盤になる」ということは、多くの方がすでにお気づきのことであり、それゆえに食を大切にしたいとお考えだと思います。

とはいえ忙しい日々の中で、細やかに自分の食事を選び、用意することは、とても難しいことです。

私は管理栄養士として日々、栄養学について勉強をしていますが、食の世界はとても奥深く、きちんと解説しようとすると専門的な話に終始してしまいます。

食を「楽しく学ぶ」ということは、ハードルが高くなりがちなのです。

そこで読者の皆さんに、非日常の栄養学ではなく、あくまでも日常の生活の中に取り入れられる知恵をお届けすること。それが本書のコンセプトでした。

それを成立できたのは、編集担当のワニブックス吉本さん、高木さんをはじめとしたス

タッフの皆さんのお力添えのおかげです。改めまして、ここに御礼申し上げます。

そして何よりも、この本を手に取ってくださった読者の皆さまに、心より感謝申し上げます。

ちょっとした食と栄養の知識を身につけることが理想の体を維持することにつながり、結果として病気にならずに済む人が増えるならば、それを伝えていくことが自分の使命であると常々考えてきました。

本書によって、まさにそれを実現することができたのではないかと思っています。

この本を読んでくださった皆さまが、ちょっとした食の知識を得ることで、毎日の食事選びに前向きに楽しく取り組んでいただけるようになれば、これほどうれしいことはありません。

2023年4月　道江美貴子

Staff

イラスト　蟻子
デザイン　大橋千恵(Yoshi-des.)
構成　　　井上真規子(verb)
企画協力　福井千尋、多田綾子、井上祥子(asken)
DTP　　　坂巻治子
校正　　　深澤晴彦
編集　　　高木さおり(sand)
編集統括　吉本光里(ワニブックス)

国内最大級の食事管理アプリ
『あすけん』公式

結局、これを
食べるが勝ち

著　者　道江美貴子

2023年5月20日　初版発行
2023年6月20日　2版発行

発行者　横内正昭
編集人　青柳有紀
発行所　株式会社ワニブックス
　　　　〒150-8482
　　　　東京都渋谷区恵比寿4-4-9　えびす大黒ビル
　　　　ワニブックスHP http://www.wani.co.jp/
　　　　(お問い合わせはメールで受け付けております
　　　　HPより「お問い合わせ」へお進みください)
　　　　※内容によりましてはお答えできない場合がございます。
印刷所　株式会社光邦
製本所　ナショナル製本

定価はカバーに表示してあります。
落丁本・乱丁本は小社管理部宛にお送りください。送料は小社負
担にてお取替えいたします。ただし、古書店等で購入したものに
関してはお取替えできません。
本書の一部、または全部を無断で複写・複製・転載・公衆送信す
ることは法律で認められた範囲を除いて禁じられています。

©asken Inc.2023
ISBN 978-4-8470-7301-4